¡Cómete el mundo!

¡Cómete el mundo!

Mireia Galtés
y Judit Bastida

VERGARA

Papel certificado por el Forest Stewardship Council®

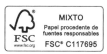

Primera edición: octubre de 2019

Printed in Spain – Impreso en España

ISBN: 978-84-17664-53-4
Depósito legal: B-17.456-2019

Compuesto en M. I. Maquetación, S. L.

Impreso en Gráficas 94, S.L.
Sant Quirze del Vallès (Barcelona)

V E 6 4 5 3 4

Penguin
Random House
Grupo Editorial

ÍNDICE

INTRODUCCIÓN

Este libro está pensado para la gente joven que quiere comer sano de una manera deliciosa y a la vez nutritiva en cada momento del día, ya sea en la universidad, en casa, en el trabajo… ¡Comerse el mundo disfrutando de cada bocado!

Los que quieran empezar a llevar una alimentación sana, y a organizar su día a día con comidas de lo más *healthy & tasty & nutritious*, encontrarán aquí más de sesenta recetas y combinaciones. Y a esos inconformistas que se animen a ir más allá y quieran elaborar platos dignos de un restaurante, las recetas que llevan el símbolo de una estrella los ayudarán a sacar al chef que llevan dentro.

EMPIEZA A COMER **SANO**

Vivimos en una sociedad donde la industrialización alimentaria está muy presente y parece imparable. Cada día, a cada hora, nos animan a comer productos muy apetecibles y supuestamente inmejorables mediante estímulos que nos llegan a través de la televisión o de las redes sociales o que encontramos en los supermercados y otros puntos de venta. A través de estos estímulos, que percibimos casi de manera inconsciente, las empresas de productos de alimentación deciden qué debemos comer: la mayoría de las veces productos industrializados con un aporte nutricional dudoso. Pero nuestro organismo necesita alimentos, no productos. Es decir, la llamada «comida real», aquella que ha sido mínimamente procesada y no ha sufrido alteraciones en su estado ni en sus propiedades nutricionales.

A primera vista parece tan sencillo como apostar por los alimentos que nos proporciona el campo, ya sean hortalizas, verduras, cereales, legumbres, tubérculos, frutos secos o semillas, y por los alimentos de origen animal como la carne, el pescado, los huevos y los lácteos, sin ingredientes añadidos ni aditivos. Pero no es tan sencillo. Vivimos en una sociedad y llevamos un estilo de vida que nos empuja a consumir productos de todo tipo sin saber exactamente qué ingerimos. La clave para una alimentación sana y basada en la comida real es primero desarrollar el sentido crítico y conocer los alimentos y, después, ponerlo todo en práctica mediante recetas y combinaciones deliciosas.

GO LEMONS & BE A REAL FOODIE

Lemon's Secrets nació en 2014 con la idea de que quien llena de color cada plato vive mejor y es más feliz, por lo que desde entonces hemos puesto en nuestros platos toda clase de hortalizas, además de cereales, legumbres, pescado, carne, huevos… A veces les añadimos tanto color que puede dar la impresión de que preferimos una alimentación vegetariana o vegana, pero no es así: adaptamos cada plato a los diferentes tipos de alimentación, ya sea omnívora, vegana o cualquier otra. Sin embargo, Lemon's Secrets sí apuesta por la comida real, por eso nos declaramos #RealFoodies, personas que comen comida real.

SER LEMONS O REALFOODIE VA MÁS ALLÁ DE SER OMNÍVORO, FLEXITARIANO O VEGETARIANO

No se trata de dejar de comer los alimentos que más te gustan, sino de buscar la mejor versión de ellos ¡y comerse el mundo disfrutando de cada bocado! Es decir, si te gusta la carne y quieres seguir comiéndola, procura que sea de cría ecológica, sírvela acompañada de hortalizas y no la consumas cada día. Estos son algunos de los consejos que irás encontrando en este libro. Pero si quieres prescindir de la carne, verás que es posible intercambiarla por otros alimentos.

Lemon's Secrets no se considera una comunidad vegana (rechaza los alimentos de origen animal) ni vegetariana (rechaza la carne y el pescado pero no los huevos y los lácteos), sino más bien flexitariana (admite el pescado) y omnívora (admite la carne), pero esta no es la cuestión. La cuestión es que en nuestras comidas abundan los alimentos reales, cuya base son las hortalizas y toda clase de alimentos de origen vegetal, que se pueden complementar con los de origen animal. Y lo más importante: en nuestra cocina no entran de forma habitual ni ultraprocesados industriales ni productos manipulados que dañen la naturaleza del alimento. En resumen, la base de nuestra alimentación es la fruta, la verdura, las legumbres, los cereales integrales, los tubérculos, los lácteos, los frutos secos, las semillas, la carne, el pescado, los huevos y el aceite de oliva virgen extra.

1
LOS PASOS HACIA UNA ALIMENTACIÓN SALUDABLE

BASES NUTRICIONALES PARA EMPEZAR A **COMER SANO**

Si queremos empezar a comer sano, es fundamental que conozcamos las bases de la nutrición. La alimentación se define como la ingesta de productos naturales o procesados que contienen nutrientes, es decir, las sustancias químicas necesarias para la conservación y el crecimiento de nuestro organismo. El alimento es, por lo tanto, toda aquella sustancia cuyos componentes, una vez consumida, cumplen una función nutritiva en el organismo.

A continuación te indicamos qué beneficios aportan los diferentes nutrientes y en qué alimentos puedes encontrarlos:

CARBOHIDRATOS (CH)

Beneficios
Su función principal es proporcionarnos energía en forma de glucosa, fructosa o galactosa (monosacáridos), en especial a las células que son dependientes de la glucosa. Además, intervienen en la síntesis de ácidos nucleicos y forman parte de la estructura fundamental del tejido conjuntivo.

Alimentos
Encontramos carbohidratos en los cereales, las legumbres, las frutas, los tubérculos, los lácteos y, en menor cantidad, en los frutos secos, como en la mayoría de los alimentos.

PROTEÍNAS (P)

Beneficios
Su función más importante es formar estructuras como los tejidos de los órganos y de las membranas celulares. También son reguladoras de procesos hormonales y enzimáticos, intervienen en el transporte de otras moléculas y son una fuente secundaria de energía.

Alimentos
Están presentes en casi todos los alimentos, aunque en menor cantidad en los cereales y las frutas. Las encontramos sobre todo en los alimentos de origen animal, como la carne, el pescado o el huevo, pero también en las legumbres, las semillas y los frutos secos.

GRASAS (G), también llamadas lípidos o ácidos grasos

Beneficios
Nos proporcionan energía. Su principal función es conformar las membranas celulares y actuar como reguladoras hormonales. Por eso es tan importante comer grasas de buena calidad, para que nuestras células tengan la membrana sana y estén bien protegidas.

Alimentos
En aceites, semillas y frutos secos; también en el huevo y, en menor medida, la carne y el pescado azul.

VITAMINAS (V)

Beneficios

No nos proporcionan energía, pero son necesarias para que nuestro metabolismo funcione correctamente y esté en buen estado, es decir, para que tengamos una buena vista, el cerebro funcione bien, el corazón lata cada día, etc. Además, las vitaminas A, E y C son antioxidantes, de modo que nos ayudan a combatir los temidos radicales libres que oxidan nuestro organismo.

Alimentos

Estos micronutrientes se encuentran sobre todo en la fruta fresca y las hortalizas, así como en los frutos secos, las semillas, el marisco. De hecho, todos los alimentos son ricos en algún tipo de vitamina, si no han pasado por un procedimiento industrial que las destruya a causa, por ejemplo, del calor.

MINERALES (M)

Beneficios

Aunque los minerales tampoco nos proporcionan energía, son esenciales para formar las estructuras óseas, transportar el oxígeno en la sangre, producir hormonas y ayudar a nuestro organismo a mantener un equilibrio constante.

Alimentos

Todos los alimentos contienen minerales, sobre todo el agua, las algas, las *hortalizas* y las setas. Tal vez deberíamos añadir los lácteos, por el hecho de que aportan calcio, pero, como veremos más adelante, este deseado mineral también está presente en otros alimentos.

¿QUÉ CANTIDAD DE NUTRIENTES DEBE CONTENER MI COMIDA?

Cuando empezamos a interesarnos por la nutrición, se nos plantean varias preguntas: ¿Cuál es la ingesta diaria y semanal recomendada para cada alimento? ¿Cuántas raciones son necesarias para cubrir los requisitos nutricionales?

Para saber cuánto tengo que comer de cada alimento al día y a la semana desde un punto de vista nutricional, nos basaremos en «la ración alimentaria».

La ración alimentaria (R) es la porción estandarizada de cada alimento que se recomienda para cubrir las necesidades nutricionales. Sin embargo, estas medidas se deben adaptar a cada persona con el objetivo de aportar las proporciones adecuadas de proteínas, carbohidratos, grasas, minerales, fibra, vitaminas y agua.

La medida de las raciones varía, principalmente, en función de la edad y de la actividad física de cada persona. Las raciones se indican en gramos, tomando como medida tacitas o cucharones, o bien por unidades, dependiendo del alimento. El objetivo principal de las raciones y sus medidas es aportar los nutrientes energéticos (proteínas, hidratos de carbono y grasas) y no energéticos (agua, fibra, vitaminas y minerales) que permitan cubrir adecuadamente la nutrición.

ALIMENTO	FRECUENCIA RECOMENDADA	PESO DE 1 R (CRUDO/NETO)	CORRESPONDENCIA DE 1 R EN MEDIDAS CASERAS	EQUIVALENCIA DE MACRONUTRIENTES POR RACIÓN
FRUTA	2-3 R/D	120/200 g	1 pieza mediana	
				½ R CH
HORTALIZAS	2 R/D	150/200 g	1 plato	
CEREALES	2-6 R/S	60/80 g	1 plato arroz	1 R CH
LEGUMBRES	2-4 R/S	60/80 g	1 plato	1 R P y 1 R CH
TUBÉRCULOS	2-4 R/S	150/200 g	1 patata grande	1 R CH
AVES, CARNES MAGRAS Y ECOLÓGICAS	2-4 R/S	100/125g	1 filete pequeño, 1 cuarto de pollo o conejo	1 R P
PESCADO	3-4 R/S	125/150 g	1 filete individual	1 R P
HUEVOS	3-4 R/S	120 g	2 huevos	1 R P y ½ R G
LÁCTEOS	1-4 R/D	200/250 ml leche	1 vaso de leche o 2 yogures	½ R CH y 1 o ½ R P
FRUTOS SECOS	3-7 R/S	20/30 g	Un puñado	⅓ R P y R G
AOVE	3-6 R/D	10 ml	1 cucharada	1 R G
AGUA	4-8 R/D	200 ml aprox.	1 vaso	

R = raciones; D = día; S = semana.
Fuente: Sociedad Española de Nutrición (SENC), *Guía de la alimentación saludable*, Madrid, 2004.

	1 RACIÓN	% DE KCAL*/D	RACIONES DIARIAS
CARBOHIDRATOS (CH)	50 g	50-55 % (250 g)	4-5
PROTEÍNAS (P)	20 g	10-15 % 56 g-hombres 46 g-mujeres 0,8-1,2 g P/kg de peso	2-3
GRASAS (G)	10 g	30 % (50-70 g)	5-7
VITAMINAS Y MINERALES	La cantidad depende de cada vitamina y mineral. Para alcanzar las cantidades recomendadas se debe consumir gran variedad de hortalizas, frutas y alimentos, no ultraprocesados.		

* Dieta de 2.000 kcal diarias. Recomendaciones según la FESNAD.

¿QUÉ CANTIDAD DE CARBOHIDRATOS NECESITAMOS INGERIR?

Como veremos en los 20 pasos, es fundamental que escuches a tu organismo y adaptes las cantidades a tu apetito y estilo de vida, sin perder de vista las recomendaciones de los nutricionistas.

Un truco para saber la cantidad de carbohidratos que debes tomar en una comida es el siguiente: el primer día pon 60 g de arroz en una tacita de café (la ración diaria mínima recomendada) y fíjate en cuánto arroz sale una vez cocinado. Inclúyelo en tu comida o tupper y prepáralo con las combinaciones propuestas. Al final del día, comprueba si te ha sobrado comida o si, al revés, has pasado hambre. Si ha sobrado, la próxima vez ya sabrás que para ti esa cantidad diaria es excesiva y que, si preparas más, por ejemplo 3 tacitas, tendrás para 3 o 4 veces. Si, por el contrario, has pasado hambre, sabrás que necesitas más cantidad y que, cuando prepares para 3-4 veces, deberás poner más de 3 tacitas.

Igual pasará con las otras comidas. Por ejemplo, si acostumbras a tomar dos rebanadas de pan para desayunar y compras un pan nuevo de masa integral y más denso, tendrás que adaptar la cantidad porque quizá una tostada sea suficiente, así que es cuestión de ir probando.

¿QUÉ CANTIDAD DE PROTEÍNA NECESITAMOS INGERIR?

Como norma general, se recomienda ingerir 2 raciones de alimentos ricos en proteínas al día, lo que equivaldría a escoger dos de las siguientes opciones: 1 ración de carne, 1 ración de pescado, 2 huevos, 1 plato de legumbres o 1 plato de cereales de alto contenido proteico como la quinoa o el trigo sarraceno.

De hecho, casi todos los alimentos contienen una pequeña cantidad de proteína, ya sean los lácteos, el pan, la pasta, el arroz, los frutos secos, etc. Tanto es así que es posible que a lo largo del día tomes incluso más proteína de la que necesitas. Todo depende de cómo hayas combinado los alimentos. Veamos unos ejemplos:

• Si desayunas pan con embutido y salsa casera y al mediodía tomas ensalada de arroz con pollo, a la hora de cenar será suficiente con una pequeña cantidad de alimento rico en proteína, como por ejemplo un huevo, frutos secos o queso (para no repetir otra vez carne) como acompañamiento de una base de hortalizas.

• Si desayunas un bowl (uno de esos combinados de cereales, vegetales, frutas, semillas y proteína que están tan de moda) o pan con aguacate y comes creps de trigo sarraceno y huevo, es probable que te falte poco para llegar a la cantidad recomendable, aunque hayas ingerido solo un tipo de proteína. En este caso puedes optar por cenar una o media ración de carne o de pescado, o bien proteína vegetal.

• Si no has tomado proteína animal durante el día, asegúrate el aporte de proteína durante la noche acompañando las hortalizas con una ración de pescado, carne o huevo.

Si no quieres comer carne, combina durante el día la proteína vegetal con huevo o pescado. Y si también quieres prescindir del pescado, aumenta la ingesta de legumbres, frutos secos y alimentos proteicos. Si eres vegetariano o vegano, consulta a un profesional para no tener un déficit de proteínas, vitamina B_{12} o hierro.

20 PASOS PARA DESARROLLAR EL SENTIDO CRÍTICO, CONOCER TODOS LOS ALIMENTOS Y DESHACERNOS DE LOS ULTRAPROCESADOS

PASO 1. ¿DÓNDE, CÓMO Y QUÉ COMPRAR? ¡LA DESPENSA Y LA NEVERA MANDAN!

Para comprar frutas y verduras, que son la base de nuestras comidas, lo mejor es ir a la frutería o a los mercados de proximidad en vez de acudir al supermercado de la esquina. Para llenar la despensa, es interesante ir a tiendas que vendan productos a granel, sobre todo los frutos secos, las semillas, las legumbres y los cereales. Algunos alimentos, como el trigo sarraceno, la pasta de legumbres, galletas de un ingrediente en concreto, u otros productos menos popularizados, podemos encontrarlos en un herbolario o en una casa de dietética.

La clave para organizar la compra es tener la despensa siempre llena y adquirir productos frescos una vez por semana. Así evitamos caer en *fast bad food*. Si siempre contamos con arroz, pasta integral, cereales integrales y hor-

talizas, podremos preparar recetas alternativas a la comida rápida.

Veamos qué alimentos debemos tener siempre en casa. Un truco es organizar la lista de la compra semanal y mensualmente:

• **NEVERA:** alimentos que se compran semanalmente, como la fruta, las hortalizas frescas de temporada, los lácteos y los huevos.

• **DESPENSA:** alimentos que se pueden comprar mensualmente y, bien almacenados, no se estropean.

• **CONGELADOR:** carne, pescado, pan; fruta y hortalizas por si un día no tienes frescas a mano.

> **Un truco para comer sano y organizarte es hacer un menú de ejemplo y usarlo como guía para comprar. Pasadas 4 o 5 semanas, no necesitarás recurrir al menú, lo tendrás interiorizado.**

EJEMPLO DE LISTA DE LA COMPRA

COMPRA MENSUAL: ¡A LA DESPENSA!

2-3 TIPOS DE CEREALES INTEGRALES

* Arroz integral
* Trigo sarraceno
* Quinoa
* Copos de avena
* Derivados como pasta o cuscús

2-3 BOTES DE LEGUMBRES

* Garbanzos
* Lentejas
* Alubias
* Azukis
* Otras legumbres

2-3 TIPOS DE FRUTOS SECOS

* Almendras
* Avellanas
* Nueces
* Pistachos
* Piñones
* Nueces del Brasil
* Otros frutos secos

2-3 TIPOS DE SEMILLAS O VARIADOS

* de calabaza
* de girasol
* de chía
* de sésamo
* Mezcla de semillas

2-3 BOTES O LATAS DE PESCADO EN CONSERVA

* Sardinas
* Caballa
* Melva
* Boquerones
* Otros pescados

4-5 TIPOS DE ESPECIAS

* Orégano
* Pimienta
* Comino
* Pimentón dulce
* Curry
* Canela
* Cayena (picante)
* Mezcla de especias

BÁSICOS

* AOVE
* Sal sin refinar
* Aceite de coco
* Aceitunas

8-10 HORTALIZAS Y 8-10 FRUTAS DE TEMPORADA (MÍNIMO)

◆ Cebolla, ajo, calabacín, zanahoria, calabaza, berenjena, pimiento, manzana, pera…

OTOÑO-INVIERNO

◆ Brócoli, coliflor, champiñones, alcachofa, guisantes…
◆ Fruta fresca: granada, naranja, mandarina, caqui, uva…

PRIMAVERA-VERANO

◆ Tomate, espárrago verde, pepino, judías verdes…
◆ Fruta fresca: sandía, melón, fresas, cerezas, albaricoque, melocotón…

HUEVOS

◆ 6-12 / semana código 0 o 1

LÁCTEOS

◆ Queso de cabra
◆ Yogures naturales
◆ Kéfir de cabra

2-3 RACIONES DE CARNE FRESCA (MÁXIMO)

◆ Pollo, vaca, cerdo ecológicos

2-3 RACIONES DE PESCADO FRESCO (MÁXIMO)

◆ Blanco o azul de mares o ríos no contaminados

PASO 2. ANALIZAR LA ETIQUETA DE CADA PRODUCTO PROCESADO

Productos como el ajo, la cebolla o la pera no llevan etiqueta, pero los procesados sí, y es necesario leerla para confirmar si se trata de un alimento insano o con ingredientes poco saludables, como por ejemplo azúcar añadido, aceites refinados, aditivos, harinas refinadas u otros componentes innecesarios. Encontrarás esta información en el envase, donde se indican los ingredientes. El orden en el que figuran en la lista es muy importante, ya que van de mayor a menor según la cantidad. Por ejemplo, en un bote de garbanzos los ingredientes serán: garbanzos, bicarbonato, agua y sal. En cambio, si compramos unas galletas, seguramente el primer ingrediente será el azúcar (es decir, el que más abunda), el segundo será la harina, después vendrán el aceite (casi siempre refinado), los aditivos… Este tipo de ingredientes, del todo innecesarios para nuestra alimentación, son habituales en los productos ultraprocesados, por lo que es preferible no consumirlos.

Evita los productos que contengan más de 5 ingredientes y potencia al máximo los alimentos que no necesiten etiqueta, es decir, el alimento propiamente dicho.

PASO 3. SABER DIFERENCIAR ENTRE ALIMENTO, PRODUCTO PROCESADO Y ULTRAPROCESADO.

Un **ALIMENTO es un producto que no necesita etiqueta, ya que no ha pasado por un proceso industrial y por lo tanto mantiene intactas sus propiedades nutricionales. Nos referimos a las hortalizas, la fruta, los frutos secos, las legumbres, los cereales integrales, el huevo, la carne y el pescado fresco.**

Un procesado es un producto que ha pasado por un proceso industrial. Existen los **procesados buenos y los ultraprocesados**.

Los PROCESADOS BUENOS provienen de alimentos integrales o enteros que se han sometido a un proceso industrial que no ha dañado sus propiedades ni les ha añadido ingredientes innecesarios. Hablamos de:

• **Legumbres de bote**: se han cocinado y se han metido en botes para conservarlas.

• **Lácteos**: yogures, quesos, kéfir… Siempre y cuando provengan de leche fresca y no lleven ingredientes de más. (Comprueba en la etiqueta que solo contienen leche y fermentos.)

• **Carne y pescado**: si es fresco, no ha sufrido ningún proceso; si es en conserva o se comercializa en bandejas, hay que asegurarse mirando la etiqueta que solo contenga carne o pescado.

• **Cualquier otro alimento que haya pasado por un proceso industrial** sin que se hayan dañado sus propiedades ni se hayan añadido ingredientes. Por ejemplo, los copos de avena, que se someten a un proceso industrial para transformar el grano en copos.

Cuando los alimentos han pasado por procesos industriales excesivos donde se han dañado sus propiedades (por ejemplo, se ha quitado la cáscara de un cereal, donde se concentra la mayor parte de la fibra y las vitaminas), se le han añadido ingredientes como azúcares en todas sus formas (azúcar, glucosa, xilitol…), aceites refinados, harinas refinadas, aditivos y otros ingredientes, hablamos de **ULTRAPROCESADOS**. Acostumbran a ser ultraprocesados los refrescos y las bebidas energéticas, las pizzas y los precocinados, las carnes procesadas como los embutidos, que no contienen un 100 % de carne, los pescados a base de sobras de carne de pescado, el pan blanco hecho con harina refinada y aditivos, los cereales, mueslis y mueslis azucarados, los zumos envasados, las patatas saladas y fritas con aceites refinados, los dulces y helados con exceso de azúcar añadido y los lácteos azucarados o de sabores.

El problema final de los ultraprocesados es que, aunque provengan de alimentos reales, como consecuencia del proceso industrial han perdido gran parte de sus propiedades nutricionales y se les ha añadido azúcar, aceites de mala calidad y otros ingredientes innecesarios para la nutrición que alteran la flora intestinal.

Refrescos y bebidas azucaradas.	Agua, limonada casera e infusiones.
Pizzas y precocinados hechos con harinas refinadas, aceites refinados y otros ingredientes añadidos.	Pizza casera con base de masa integral y comida a base de hortalizas.
Carnes procesadas como embutidos, salchichas, frankfurts, etc.	Carnes sin procesar, y dar importancia a las legumbres, los huevos y el pescado.
Pan blanco, pasta blanca y otros derivados elaborados con harina refinada.	Pan de harina integral y descubrir las diferentes maneras de cocinar los cereales en grano.
Galletas y bollería.	Galletas hechas a base de comida real, como copos de avena, chía y miel.
Cereales, mueslis y barritas azucarados.	Copos de avena y mezclas con frutos secos y semillas, como la granola casera.
Zumos envasados.	Batidos de frutas frescas.
Patatas fritas y salsas.	Bravas atípicas con salsa casera de hortalizas.
Dulces y helados con exceso de azúcar añadido.	Dulces y helados caseros elaborados a partir de alimentos reales y sin azúcares añadidos.
Derivados de pescado, como el surimi, los palitos de cangrejo y las gulas.	Pescados en conserva como sardinas, caballa, anchoas.
Cóctel de frutos secos fritos y con sal.	Frutos secos al natural o tostados.
Lácteos azucarados.	Lácteos al natural y endulzados al gusto con fruta, o combinados con frutos secos, miel.

PASO 4. EVITAR LOS PRODUCTOS CON AZÚCAR AÑADIDO

Para saber si un producto lleva azúcar añadido, examina los ingredientes de la etiqueta.

Si no consta ningún azúcar, quiere decir que el azúcar que encontraremos en la composición nutricional está naturalmente presente en el alimento. En cambio, si en los ingredientes pone que lleva azúcar, dextrosa, jarabe de glucosa o fructosa, entre otros, quiere decir que le han añadido azúcar.

¿CÓMO ELEGIR UN PRODUCTO SIN AZÚCAR AÑADIDO?

Por ejemplo, cómo elegir un buen chocolate. Para asegurarnos de que compramos un chocolate saludable, debemos examinar la lista de ingredientes aunque en el envoltorio ponga «chocolate negro». Si el primero es azúcar, contiene un 50 % de cacao y pocos ingredientes más, querrá decir que un 50 % del chocolate será cacao y el otro 50 % azúcar. Es cierto que es chocolate negro, ya que no contiene leche, pero cuando no se especifica el porcentaje de cacao, este acostumbra a ser bajo. En cambio, en un chocolate negro con un 85 % de cacao, el primer ingrediente de la lista será el cacao y el azúcar estará al final, el cual será de menos del 15 %.

¿QUÉ PASA SI ABUSAMOS DE LOS PRODUCTOS CON AZÚCAR AÑADIDO?

Un exceso de alimentos —procesados o ultraprocesados— ricos en azúcar añadido provoca subidas bruscas de glucosa en sangre, lo que obliga al páncreas a secretar altas cantidades de insulina en sangre para que la glucosa pueda entrar en las células. Si estos excesos de azúcar se producen de manera habitual, a diario o semanalmente, pueden desencadenar casos de diabetes tipo 2, sobrepeso y problemas de páncreas e hígado.

El problema es que la mayoría de los productos ultraprocesados son ricos en azúcares, naturalmente presentes en el alimento original o como azúcar añadido. Por ejemplo, si optamos por galletas integrales, por mucha fibra que tengan, serán ricas naturalmente en azúcar, ya que se preparan con harinas y estas son ricas en carbohidratos.

La miel, el sirope de agave, los dátiles y otros endulzantes son azúcar. Si los añades a postres y dulces, o los tomas de forma ocasional en cantidades moderadas, no suponen ningún problema. Pero si los consumes a diario y en exceso, las consecuencias serán las mismas que si tomas postres azucarados. Por lo tanto, si ves que el ingrediente principal de una granola o un muesli es la miel o el sirope, descártalo, pues significa que tiene azúcar en exceso. Siempre puedes prepararlos tú para que sean caseros.

PASO 5. DAR COLOR AL PLATO CON HORTALIZAS DE TEMPORADA, DE PROXIMIDAD Y ECOLÓGICAS

Las hortalizas son la base de la alimentación: nos proporcionan la mayor parte de las vitaminas antioxidantes (A, E y C) para conservar en buen estado nuestras células y el organismo en general; nos aportan nutrientes para que nuestro sistema inmune esté preparado para luchar contra cualquier adversidad, y nos proporcionan fibra para mantener nuestro tracto intestinal impecable y evitar un estancamiento de residuos. Las hortalizas tienen mil y una propiedades, y por más estudios científicos que se publiquen para demostrarlo, tú mismo puedes hacer la prueba: **consume dos raciones de hortalizas al día durante un mínimo de dos meses y verás que no te resfrías tanto como antes o que el resfriado dura menos**.

Según organizaciones sanitarias como la OMS o la Escuela de Salud Pública de Harvard y la mayoría de los dietistas-nutricionistas, es recomendable consumir un mínimo de dos raciones de verduras y hortalizas ¡AL DÍA! O sea, 2-3 hortalizas en la comida y 2-3 más en la cena.

Pero ¿cómo hay que prepararlas para que queden deliciosas? La clave la encontrarás en este libro. Aventúrate a cocinarlas como te enseñamos, déjate llevar y degústalas en las diferentes combinaciones que iremos viendo.

HORTALIZAS POR TEMPORADA

PRIMAVERA Y VERANO	TODO EL AÑO	OTOÑO E INVIERNO
◆ Espárrago verde	◆ Ajo	◆ Alcachofa
◆ Judías verdes	◆ Berenjena	◆ Apio
◆ Pepino	◆ Calabacín	◆ Brócoli
◆ Pimiento amarillo	◆ Calabaza	◆ Col lombarda
◆ Pimiento rojo	◆ Cebolla	◆ Coliflor
◆ Pimiento verde	◆ Espinaca	◆ Endivia
◆ Puerro	◆ Zanahoria	◆ Guisantes
◆ Rábano		
◆ Tomate		

PASO 6. TOMAR 2-3 RACIONES DE FRUTA AL DÍA

La fruta es siempre bienvenida: al levantarse, a media mañana, de postre, como merienda…

¿QUÉ TE APORTA LA FRUTA?

◆ **Hidratación**: contiene un 80-93 % de agua pura, biológica, naturalmente presente.

◆ **Glucosa y fibra**: es verdad que la fruta es rica en fructosa y glucosa, dos tipos de azúcares, pero también en fibra, sobre todo la piel. Si la combinas con otros alimentos ricos en proteínas y grasas, absorberás más despacio el azúcar naturalmente presente y evitarás picos de glucosa en sangre, como ocurriría con la ingesta de alimentos ultraprocesados.

◆ **Vitaminas y minerales**: las frutas más ricas en vitamina C son la naranja, la mandarina, el kiwi, las fresas y la piña; en vitamina A, el melocotón, la papaya y el mango, y en vitamina E, los aguacates. Las tres son vitaminas antioxidantes que nos protegerán de los radicales libres que oxidan nuestras células. En cuanto a los minerales, la aportación dependerá del suelo donde se hayan cultivado.

¡Potencia la fruta a cualquier hora! Si eres de los que se levantan sin hambre: FRUTA. Si eres de los que se levantan, desayunan fuerte y les entra hambre a media mañana: FRUTA. Si eres de los que necesitan terminar la comida con algo dulce: FRUTA. Si no sabes qué merendar: FRUTA. Así conseguirás tomar de 2 a 3 piezas de fruta al día.

¿De postre? Pero… ¿no fermenta? Y para cenar, ¿no engorda? ¿Puedo cenar solo fruta? La respuesta es que si te sienta bien, la fruta es genial como postre. Si notas hinchazón en el estómago, quizá una parte se deba a la fruta, pero el detonante habrá sido la combinación de lo que hayas comido. Tampoco engordarás si te la tomas como postre a la hora de cenar; es mucho mejor que optar por cualquier otro ultraprocesado.

Si hemos comido mucho durante el día, es una buena idea cenar únicamente fruta, pero de manera excepcional, ya que a lo mejor no ingeriremos todos los nutrientes que necesitamos en el día a día.

FRUTAS POR TEMPORADA

PRIMAVERA Y VERANO	TODO EL AÑO	OTOÑO E INVIERNO
• Albaricoque	• Aguacate	• Caqui
• Cereza	• Kiwi	• Granada
• Ciruela	• Limón	• Higo
• Melocotón	• Mango	• Mandarina
• Melón	• Manzana	• Naranja
• Nectarina	• Papaya	• Pomelo
• Níspero	• Pera	• Uva
• Sandía	• Piña	
	• Plátano	

PASO 7. COMER TUBÉRCULOS SEMANALMENTE

Los tubérculos son la patata, el boniato y la chufa. También podríamos incluir la remolacha, el colinabo, la chirivía… Desde un punto de vista nutricional, son una excelente fuente de carbohidratos y de fibra.

La cantidad de minerales que aportan depende del suelo en el que se hayan cultivado. A veces son temidos por su alto contenido en carbohidratos y por su elevado índice glucémico, pero su carga glucémica es entre baja y mediana, es decir, son alimentos ricos en carbohidratos que absorbemos más lentamente de lo que creemos, sobre todo por su contenido en fibra y también porque es muy diferente comerlos solos que acompañados en platos ricos en grasas saludables, proteínas y fibra, ya que enlentecen la absorción del azúcar de los tubérculos en sangre. Además, son un superalimento para nuestra flora, ya que el almidón resistente que aparece cuando cocinamos la patata y la dejamos enfriar actúa como prebiótico. En otras palabras, el almidón de ese trozo de tortilla de patatas que guardamos en la nevera para el día siguiente se transforma en almidón retrogradado, cuyo efecto prebiótico es necesario para alimentar nuestras bacterias de manera saludable. Y si ellas están sanas, ¡nosotros también!

PASO 8. CONSUMIR CEREALES INTEGRALES

La pasta, el pan y el arroz de hoy nada tienen que ver con los de toda la vida. La razón es que la mayoría de las pastas y los panes no son integrales, y sobre todo los ultraprocesados como la bollería, las galletas, las pizzas y otros productos similares están hechos a base de harina procedente de cereales refinados, lo que significa que han perdido su germen durante el proceso de descascarillado y, con él, la mayor parte de los nutrientes necesarios para el metabolismo, así como la fibra, imprescindible para el tránsito intestinal.

La pasta más recomendable es la hecha con harina integral, que se obtiene triturando el grano de cereal entero y se procesa para hacer la masa. Al igual que el pan, que requiere un largo proceso de fermentación y se prepara con harina integral y los mínimos ingredientes necesarios. En cuanto al arroz, el más natural es también el integral: de la cosecha a la cocina y de la cocina a la mesa. ¡Evita los precocinados!

¿QUÉ OTRAS OPCIONES DE CEREALES EXISTEN?

Además del trigo o del arroz, existe una gran variedad de cereales, como la espelta, el kamut, la cebada, el centeno, la avena, el arroz basmati, el arroz integral, la quinoa, el trigo sarraceno o alforfón, el amaranto, el mijo, el teff… Para disfrutarlos es necesario saber cocinarlos y combinarlos con gracia. Un plato de pasta o arroz sin más a nadie acaba de gustarle, ¿verdad? Pues igual pasa con estos cereales, y la clave es atreverse a cocinarlos y a preparar mil y una combinaciones deliciosas como las que te presentaremos más adelante.

También podemos encontrar derivados de estos cereales en forma de pan, pasta, cuscús, salvado, galletas, copos, pasteles, etc. De sus ingredientes dependerá si es un buen procesado (pasta de harina integral de avena, por ejemplo) o un ultraprocesado (pasta de avena a partir de harina de trigo refinada, azúcar, aditivos y un 10 % de harina de avena).

PASO 9. DAR EL VALOR QUE SE MERECEN A LAS LEGUMBRES Y A LA PROTEÍNA VEGETAL

Las legumbres son el superalimento de mayor proximidad que podemos encontrar. Son una excelente fuente de proteínas; una ración de legumbres aporta casi la misma cantidad que una ración de cualquier alimento de origen animal. Los garbanzos, la soja y las alubias destacan como fuente de proteína completa, y también las lentejas combinadas con arroz u otros cereales, ya sea en la misma comida o en distintas.

Las legumbres son muy ricas en carbohidratos de lenta absorción gracias a su contenido en fibra. Esta a veces es la culpable de los gases, pero esto significa que está ejerciendo un efecto prebiótico que ayuda al desarrollo de las bacterias beneficiosas de la flora intestinal. Si no quieres tener gases, cómpralas secas, déjalas en remojo con agua caliente toda la noche o 12 horas, retira el agua (es el agua que contiene los antinutrientes), cocínalas durante 20 o 30 minutos con agua nueva y, opcionalmente, con algas (por ejemplo, alga kombu). Alíñalas con vinagre, chucrut, umeboshi o limón.

Si te sientan bien, puedes comprar legumbres de bote, ya que son procesados buenos: sus únicos ingredientes son las legumbres, la sal, el agua y el bicarbonato, que se añade para agilizar el proceso de cocción.

PASO 10. DESCUBRIR TODAS LAS FUENTES DE CALCIO

Cuando uno piensa en los alimentos ricos en calcio le vienen a la mente los lácteos. Sin embargo, no son la única fuente de este mineral tan deseado. Si los lácteos han ocupado un lugar tan importante en la pirámide de los alimentos es porque contienen calcio, pero es preciso tener en cuenta la calidad de los alimentos con calcio que tomamos. Esto nos lleva al debate «lácteos sí o lácteos no», en el que no solo entran factores nutricionales, sino también el estado de salud de la persona, la ideología, los valores éticos, el medio ambiente, etc.

Para escoger los mejores lácteos nos basamos en que sean naturales, ricos en grasas saludables, proteínas y azúcar naturalmente presente, y en que contengan una alta densidad nutritiva y cero azúcares añadidos. Desestimaremos los light o los 0%, los azucarados y los de sabores, ya que acostumbran a contener azúcares añadidos e ingredientes innecesarios. Por lo tanto, los lácteos más aconsejables son la leche entera o semidesnatada, los yogures naturales o al estilo griego, los fermentados como el kéfir y los quesos frescos, curados, fuertes, suaves, pero que sean enteros, y preferiblemente de cabra, por su alta densidad nutricional.

OTRAS FUENTES DE CALCIO:

• Semillas de sésamo: 1 cucharada aporta el mismo calcio que 1 vaso de leche. Trituradas absorben mejor los nutrientes.

• Garbanzos: 2 platos de garbanzos aportan la misma cantidad de calcio que 1 vaso de leche.

• Almendras: 4 o 5 puñados de almendras equivalen a 250 mg de calcio. Te recomendamos que las tomes crudas y dejadas en remojo o ligeramente tostadas, para absorber mejor el calcio.

• Algas wakame: 15 gramos de estas algas equivalen a 250 mg de calcio.

• Brócoli y coliflor: el calcio se encuentra sobre todo en el tronco. Un buen plato de brócoli o de coliflor puede contener 250 mg de calcio.

• Acelgas: un plato grande de acelgas hervidas escurridas aporta 250 mg de calcio.

• Sardinas (incluidas las espinas) y anchoas.

• Alimentos enriquecidos con calcio, como las bebidas vegetales de almendras, de avena, etc.

PASO 11. USAR LAS ESPECIAS, ¡EL MEJOR CONDIMENTO!

Las especias son un buen recurso para evitar un exceso de sal o el uso de pastillas de caldo. Hay mil maneras de combinarlas, desde el típico tomate con orégano o albahaca hasta el guacamole con comino y pimienta negra. ¡Anímate a usarlas y acertarás!

Te proponemos las siguientes 3 claves para empezar a incluir especias en las recetas:

> **CLAVE 1: Incorpora poco a poco las especias con las que más familiarizado estés, ya sea al final de preparar un caldo, cuando salteas verduras o como aderezo de la ensalada. A la vez disminuye la sal a solo una pizca.**
>
> **CLAVE 2: Compra especias que hayas probado o que te suenen e incorpóralas gradualmente en tus platos. Por ejemplo, la famosa cúrcuma, con un sabor bastante fuerte, queda muy bien en purés de calabaza, algo más dulce, o también con boniato. Echa primero una pizca, más adelante una cucharadita de postre, y ve aumentando sucesivamente.**
>
> **CLAVE 3: Haz tú mismo las combinaciones que más te gusten, como los ejemplos que te recomendamos en las recetas. A base de prueba-error, encontrarás tu combinación preferida. Eso sí, empieza con una pizca.**

Las especias más comunes en nuestras recetas son la canela, el jengibre, la pimienta, el comino, la cúrcuma, el orégano, la albahaca, el tomillo, la cayena y mezclas como el curry.

PASO 12. ELIMINAR LAS BEBIDAS AZUCARADAS Y BEBER AGUA, INFUSIONES O REFRESCOS CASEROS

Elimina de una vez por todas de tu día a día las bebidas azucaradas o edulcoradas y las bebidas alcohólicas. Ni te refrescan ni te sacian; al contrario, al ser tan ricas en azúcar te deshidratan y te generan más adicción, más necesidad de beber y te provocan subidas de azúcar en sangre.

Las bebidas y los refrescos están llenos de colorantes, endulzantes sintéticos, gasificantes y muchos otros aditivos, algunos de los cuales nuestro cuerpo reconoce como «tóxicos», ya que se trata de ingredientes que no nos aportan ningún beneficio y pueden causar alergias de todo tipo. Las bebidas azucaradas están relacionadas con la diabetes tipo 2, el sobrepeso, las enfermedades cardiovasculares, el síndrome metabólico, las caries, la infertilidad, la gota, el envejecimiento y las alteraciones de nuestro sistema hormonal.

> **El mejor refresco es el agua con hielo o el agua con hielo ¡y limón! Y más fácil de preparar imposible: exprime 1 o 2 limones, echa el zumo en una jarra con más de 1 litro de agua y hielo, y listo.**

También puedes optar por las infusiones y, aparte de las típicas de manzanilla o poleo menta, probar las combinaciones que venden en los supermercados o las casas de té, como rooibos, té verde con especias, etc. Encontrar tú preferida es la clave, así que acércate a un herbolario y déjate aconsejar.

PASO 13. SI SE CONSUME PROTEÍNA ANIMAL, QUE SEA ECOLÓGICA Y ACOMPAÑADA DE VEGETALES

Reducir el consumo de carne es necesario en favor del medio ambiente, de nuestro organismo y de los propios animales. Dicho esto, si quieres comer carne, has de tener en mente tres requisitos básicos:

1. CONSUMIR CARNE DE ANIMALES QUE HAYAN TENIDO CALIDAD DE VIDA, los denominados de «cría ecológica», en la que se respeta al animal, a diferencia de en las «fábricas» de animales, donde viven para morir y punto.

2. ACOMPAÑARLA SIEMPRE DE COLOR O, DICHO DE OTRO MODO, DE HORTALIZAS DE TEMPORADA. Si la combinas con un buen plato de hortalizas, reducirás el riesgo de padecer enfermedades y trastornos de la salud asociados con el consumo de carne.

3. ¡NO COMER CARNE CADA DÍA! Variar es básico. Toma un día carne, otro día pescado, otro día huevo, y da importancia también a la proteína vegetal que proviene de las legumbres, los cereales integrales, los frutos secos, las semillas y las hortalizas de toda clase.

PASO 14. POTENCIAR EL PESCADO SALUDABLE Y ALTERNAR EL AZUL CON EL BLANCO

Suprime las gulas, las barritas de pescado y cualquier tipo de procesado a base de proteína sintética de pescados, a los que se les añade harinas, proteínas de soja, aromas, etc. La cuestión es evitar los alimentos ultraprocesados que contienen estos ingredientes y potenciar el consumo de pescado fresco o en conserva sin añadidos.

Evita los pescados que provienen de piscifactoría o acuicultura, ya que están criados de manera intensiva y contaminan ríos y mares.

Consume de forma esporádica los más grandes, como el atún, el salmón, el pez espada, ya que son los que acumulan más residuos químicos y metales pesados como el mercurio, que acabarás ingiriendo.

Los más recomendables son los pescados blancos y de ríos no contaminados, como el rape, el bacalao, el gallo, la merluza, el lenguado, la dorada, el besugo; también los pescados azules como las sardinas, la caballa, la melva, los boquerones, las anchoas; al ser más pequeños tienden a acumular menos residuos y la balanza sale positiva, aprovecharemos sus propiedades nutricionales. El marisco, tanto los crustáceos (langosta, cangrejo, gamba…) como los moluscos (mejillón, ostra, sepia, calamar, pulpo…), es recomendable, pero no olvides que los moluscos son filtradores, es decir, filtran todo lo que van encontrando y eso después termina dentro de nosotros.

PASO 15. POTENCIAR EL HUEVO EN EL DÍA A DÍA

Los huevos son una magnífica fuente de proteínas: 2 huevos aportan el equivalente a 1 ración estándar de proteína, de grasas saludables, vitaminas A, E y D, además de hierro, fósforo y sodio, minerales que sobre todo se encuentran en la yema. La evidencia científica confirma que comer huevo no aumenta el colesterol en sangre, por lo que no debemos preocuparnos si consumimos más de 3 raciones a la semana, es decir, más de 6 huevos por semana, ¡hay quien consume más de 10 y no le sube el colesterol!

¿QUÉ HUEVOS COMPRAR?

Para saber en qué condiciones se han criado las gallinas y cuál es la procedencia del huevo, tienes que mirar el código marcado en la cáscara. En la caja se suele indicar el tipo de huevos que contiene, pero el código es más fiable, ya que a veces en la caja pone «huevos camperos» y luego resulta que el código, en la cáscara, especifica que las gallinas se han criado en granjas cerradas o jaulas.

Con respecto al medio ambiente y la ética, la mejor opción es el código cuyo primer dígito es el 0, que significa que el huevo es ecológico, y el 1, que corresponde a gallinas criadas en granjas abiertas. Si el código empieza con un 2, las gallinas provienen de granjas cerradas, y el 3 indica que han sido criadas en jaulas.

PASO 16. TOMAR GRASAS SALUDABLES A DIARIO

Las grasas son necesarias para mantener en buen estado nuestras células y regular el sistema hormonal, y si las consumes de manera equilibrada, son nutritivas y no engordan. Las grasas saludables se encuentran en el huevo, el pescado azul, la carne, los lácteos, el aguacate, el coco, los frutos secos, las semillas, los aceites y las aceitunas.

Las únicas grasas que nos deben preocupar son las procedentes de aceites refinados y las grasas trans, presentes en ultraprocesados industriales, que se elaboran con aceites refinados (bollería, galletas, margarinas, etc.). Las grasas trans son el resultado de la transformación de las grasas insaturadas de los aceites vegetales en grasas saturadas con el fin de pasarlas de estado líquido a sólido. Este proceso se lleva a cabo hidrogenando las grasas o sometiéndolas a altas temperaturas. La ingesta excesiva de grasas trans aumenta los niveles de colesterol, causante de diversas enfermedades cardiovasculares.

PASO 17. COMER FRUTOS SECOS Y TODA CLASE DE SEMILLAS

Los frutos secos son una opción ideal para tomar entre horas y/o para acompañar las comidas, **siempre y cuando prescindas de los fritos y salados y elijas los naturales, tostados o dejados en remojo**. Los frutos secos destacan por su aporte en proteínas y grasas saludables, además de carbohidratos que, gracias a su contenido en grasas y fibra, son de absorción lenta y no producen picos de glucosa en sangre (a diferencia de los ultraprocesados). También son ricos en vitaminas del grupo B, necesarias para un buen funcionamiento del metabolismo y del sistema nervioso, por lo que nos ayudan a mantener la concentración.

Las semillas son un superalimento. Destacan las semillas de calabaza, de girasol, de sésamo, de lino, de chía y de amapola. En general son ricas en grasas saludables, en vitaminas y en minerales como el calcio, el fósforo, el hierro y el magnesio. Se pueden tomar crudas, en cualquier plato, o dejarlas en remojo y preparar con ellas púdines o mezclas más espesas a partir de semillas de chía o lino, gracias a sus mucílagos.

PASO 18. REDUCIR EL CAFÉ Y ALTERNARLO CON EL TÉ U OTROS ESTIMULANTES

Se trata más bien de reducir el cansancio y descansar. El problema no es el café en sí mismo, el problema es la falta de descanso y el exceso de estrés, que nos incita a tomar más café para rendir por encima de nuestras posibilidades. Si empiezas a descansar, a gestionar tu estrés y a tomarte la vida de otra manera, verás que ya no necesitarás más de dos cafés al día. Lo contrario, como veremos más adelante, en el capítulo «Desayunos para rendir al máximo», tiene consecuencias negativas. Prueba a alternar el café con otros estimulantes como el té, el cacao o la canela.

PASO 19. SÉ CONSCIENTE Y ESCUCHA A TU ORGANISMO

Ya hemos analizado los diferentes grupos de alimentos, y ahora sabes qué propiedades beneficiosas te aporta comer, simplemente, comida real. Y lo más importante: eres consciente de lo que comes y de cómo te alimentas, y gracias al desarrollo de tu sentido crítico eres capaz de determinar por ti mismo si un producto es un buen procesado o un ultraprocesado. La clave es ser consciente y entonces decidir si quieres comerlo o no, escoger sin que te lo imponga nadie.

Al dejar de comer ultraprocesados, notarás algunos cambios. Si llevas mucho tiempo alimentándote con comida real, cuando comas por ejemplo una pizza prefabricada, es posible que te duela la barriga o tengas diarrea. El motivo es que tu cuerpo se ha acostumbrado a una alimentación más saludable, y cuando le das algo que no lo es, se resiente y lo manifiesta.

PASO 20. MÁS ALLÁ DE LA ALIMENTACIÓN

Está claro que la alimentación es un pilar fundamental para estar sano, pero hay otros factores que es preciso tener en cuenta, como el estilo de vida que lleves, el nivel de estrés al que estés sometido a diario, las actividades deportivas que realices… Por eso es interesante que reflexiones un poco y te preguntes:

¿QUÉ TE HACE FELIZ? ¡HAZLO A DIARIO!

¿CUÁL ES TU MAYOR TALENTO? ¡AVERÍGUALO Y LÁNZATE A POTENCIARLO!

¿CUÁNTAS VECES A LA SEMANA ESTÁS EN CONTACTO CON LA NATURALEZA? ¡SAL Y DISFRUTA!

ALIMENTOS QUE HAY QUE
POTENCIAR, EVITAR Y ELIMINAR

	CONSUMO DIARIO	OCASIONAL	LIMITAR O ELIMINAR
FRUTA	• Toda clase de fruta fresca, de proximidad y de temporada.	• Fruta que no sea de proximidad ni de temporada.	• Zumos y frutas deshidratadas con azúcar añadido.
HORTALIZAS	• Toda clase de hortalizas frescas, de proximidad y de temporada.	• Hortalizas congeladas o comida preparada.	• Salsas de hortalizas con azúcar añadido, aceites refinados, potenciadores del sabor artificiales y otros aditivos.
CEREALES	• En grano: arroz integral, trigo sarraceno, quinoa, amaranto, mijo, maíz, centeno, cebada, espelta. • En copos: avena, quinoa, trigo sarraceno.	• Derivados: pan integral, pasta integral, galletas integrales. • Limitar la pasta a 1 vez por semana y los derivados a un consumo ocasional.	• Pan blanco, pasta blanca, cereales y muesli con azúcar añadido, cruasanes, madalenas, galletas, pasteles y toda clase de bollería.
LEGUMBRES	• Secas o de bote: garbanzos, lentejas, soja, alubias y azukis.	• Derivados de la soja: tofu, tempeh, miso, salsa de soja y tamari.	• Procesados con harinas refinadas, aceites vegetales refinados, aditivos y potenciadores del sabor artificiales, como las hamburguesas vegetales.

	CONSUMO DIARIO	OCASIONAL	LIMITAR O ELIMINAR
TUBÉRCULOS	• Patata y boniato.	• Chips de bolsa fritos en aceites vírgenes (especificado en los ingredientes).	• Fritos. • Chips de bolsa fritos en aceites refinados (cuando no se especifica que sean vírgenes).
CARNE	• Pollo, pavo, conejo y otras carnes blancas. Ternera, cordero, cerdo y otras carnes rojas procedentes de cría ecológica.	• Jamón y pavo en lonchas y el resto de los embutidos. Comprobar la procedencia y que contenga más de un 80 % de la carne especificada.	• Carnes procesadas: embutidos, frankfurts, salchichas, foie y toda clase de carne procesada que contenga más de 4 químicos o potenciadores del sabor artificiales.
PESCADO	• Pescado blanco, de río y marisco. • Pescado azul: caballa, sardina, melva y anchoa. Pescado fresco o en conserva en bote de vidrio con aceite de oliva virgen extra.	• Reservar el atún y el salmón para ocasiones especiales y optar por los de alta mar.	• Pescado de piscifactoría o acuicultura y de mares contaminados. • Pescado frito o procesado con harinas, azúcares añadidos, aceites refinados y otros aditivos.
HUEVOS	• Huevos en los que el primer dígito del código es 0 (gallinas ecológicas) o 1 (gallinas que viven en granjas con luz natural y espacio).	• Huevos en los que el primer dígito del código es 2 (gallinas que viven en granjas sin luz natural).	• Huevos en los que el primer dígito del código es 3 (gallinas que viven en jaulas).

	CONSUMO DIARIO	OCASIONAL	LIMITAR O ELIMINAR
LÁCTEOS	◆ Enteros y semidesnatados: leche, yogur, kéfir y quesos.	◆ Light, 0 % o sin materia grasa.	◆ De sabores que contienen únicamente aromas de la fruta o alimento que indica el envase, lácteos con azúcares añadidos o con otros aditivos.
ACEITES Y GRASAS	◆ Aceite de oliva virgen extra, coco, aguacate. ◆ Frutos secos (sin sal ni fritos): almendras, nueces, avellanas, anacardos, pistachos, castañas. ◆ Semillas: sésamo, lino, chía, girasol, amapola, calabaza.	◆ Aceite de girasol.	◆ Aceites refinados. ◆ Procesados o ultraprocesados en los que no se especifique que el aceite es virgen. ◆ Margarinas. ◆ Frutos secos fritos y con sal.
BEBIDA Y POSTRES	◆ Agua e infusiones de hierbas. ◆ Café (máximo 2 al día) y té verde. ◆ Chocolate negro con más del 85 % de cacao.	◆ Chocolate negro con 70-85 % de cacao.	◆ Chocolate con leche o con menos de 70 % de cacao. ◆ Postres y bebidas azucaradas.

2

DESAYUNOS PARA RENDIR AL MÁXIMO

El primer paso para preparar un desayuno más sano, sabroso y nutritivo es suprimir el pan de molde y los típicos cereales refinados, alimentos que debemos evitar.

El segundo paso consiste en combinar los alimentos de manera que nos aporten los nutrientes que necesitamos para empezar el día:

COMBINACIÓN DE ALIMENTOS PARA **UN DESAYUNO PERFECTO**

ALIMENTOS QUE NOS PROPORCIONAN ENERGÍA: son los ricos en carbohidratos, como las frutas de temporada, los cereales integrales en grano y sus derivados, como el pan. Lo mejor es que sean integrales, así tardaremos más en absorber el azúcar que contienen de forma natural. Si los combinamos con proteínas y grasas, la absorción será aún más lenta.

ALIMENTOS QUE NOS SACIAN: son los ricos en proteínas (carne, pescado, huevo…) y grasas saludables (aceite de oliva virgen extra, frutos secos, aguacate…). Son los que más nos ayudarán a controlar el apetito, ya que proporcionan una sensación de saciedad que durará hasta la próxima comida.

ALIMENTOS QUE NOS PROPORCIONARÁN VITAMINAS, MINERALES Y ANTIOXIDANTES: los imprescindibles para nuestros desayunos son las frutas de temporada, puesto que nos hidratarán y proporcionarán vitaminas antioxidantes como la C, E y A, necesarias para mantener en buen estado nuestro sistema inmunológico y todo el organismo en general.

Si te levantas con mucha hambre, evita empezar el día tomando solo pan con tomate y aceite, galletas o un bol de cereales. Estas combinaciones únicamente son ricas en carbohidratos, por lo que desencadenarán una subida brusca de glucosa en sangre y una bajada repentina, o sea, que en una hora volverás a tener hambre, tu organismo te pedirá más azúcar y te incitará a picar cualquier alimento dulce que tengas a mano o a tomar estimulantes como el café.

Es aconsejable incorporar frutos secos en el desayuno debido a su elevada densidad nutricional. Por ejemplo, los anacardos tienen un alto contenido en magnesio que nos ayudará a rendir y a sentirnos menos cansados. Y las nueces intervienen en el funcionamiento del cerebro mejorando el rendimiento intelectual y equilibrando el sistema nervioso.

La mejor opción es preparar una combinación en la que abunden los alimentos ricos en proteínas, grasas y carbohidratos, como las que veremos más adelante. Combinados con las grasas saludables y las proteínas, los carbohidratos se absorben lentamente, por lo que nos sentiremos saciados hasta la siguiente comida.

COMBINA ESTOS ALIMENTOS PARA PREPARAR UN DESAYUNO PERFECTO

CARBOHIDRATOS	PROTEÍNA ANIMAL	PROTEÍNA VEGETAL	GRASAS
• Cereales en grano (arroz, maíz, avena, trigo sarraceno, quinoa) • Pan de harina integral • Copos de avena integral • Fruta de temporada	• Huevo • Queso y yogur • Caballa o atún en conserva • Jamón ibérico o dulce	• Copos de avena • Trigo sarraceno • Quinoa • Semillas • Frutos secos	• Aceite de oliva • Aguacate • Frutos secos • Semillas • Lácteos enteros

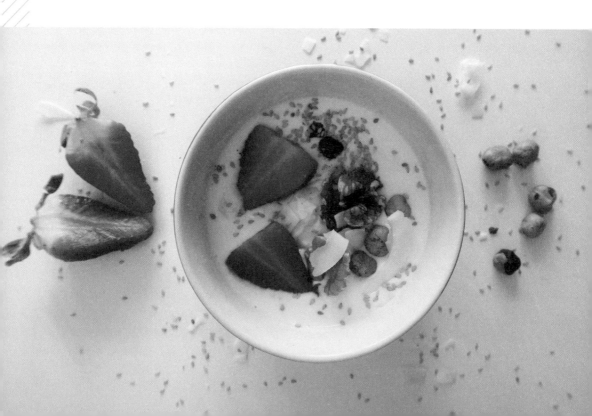

¿PASA ALGO SI **NOS SALTAMOS EL DESAYUNO**?

Si nos levantamos y no nos apetece comer nada, no debemos forzarnos: es mejor salir de casa y llevarnos algo preparado para media mañana, como un bocadillo, un bowl u otras combinaciones que encontrarás en el capítulo «Snacks para cualquier hora».

Si salimos de casa sin desayunar y sabemos que tardaremos mucho en comer, en lugar de picar lo primero que veamos en la cocina, como galletas o alimentos ultraprocesados, o tomar únicamente un café, comeremos una pieza de fruta. Es la opción más saludable. Otra posibilidad es preparar el batido energético que proponemos en las recetas de este capítulo, que es de lo más nutritivo y saciante.

ESTIMULANTES PARA EMPEZAR EL DÍA: **¿CAFÉ SÍ O CAFÉ NO?**

Tomar un café y salir de casa no es desayunar, y mucho menos si no se ingiere nada más durante la mañana o se sigue tomando cafés. Hay dos razones principales para evitar tomar únicamente un café por la mañana:

1. Al levantarnos, nuestro organismo está deshidratado porque ha pasado toda la noche en ayunas y lo que necesita es agua o alimentos hidratantes y con nutrientes esenciales, no un estimulante que lo deshidratará todavía más. Es más saludable tomar primero un vaso de agua o una pieza de fruta y, pasados unos minutos, el café.

2. El exceso de cafeína afecta directamente a las glándulas adrenales, ya que origina subidas y bajadas de energía. En las subidas, el estimulante que aportamos al organismo provoca un mayor estrés, una falsa energía que nos agota aún más. En las bajadas, nos sentimos cansados, dormidos, y necesitamos tomar otro café o algo dulce. El efecto es del todo contraproducente. Nuestro organismo nos está avisando de que necesita nutrientes presentes en los alimentos, que le ayudarán a mantener en buen estado el cerebro y todo el organismo, y a reducir el cansancio y el estrés.

Lo recomendable es tomar como máximo dos cafés al día y acompañarlos con alguna pieza de fruta, un bocadillo o un bowl. Además, si no quieres sobreestresar tu organismo, puedes alternar el café con otros estimulantes, por ejemplo:

• **Té verde**: es menos excitante que el café, por lo que no te provocará nerviosismo ni dependencia. Además, tiene un excelente efecto antioxidante, acelerador del metabolismo y diurético que elimina las toxinas de la sangre. El paso del café al té conlleva a veces una pérdida de peso en forma de líquidos gracias a las propiedades diuréticas del té verde.

• **Cacao**: posee un alto contenido en antioxidantes, minerales como el magnesio, vitaminas y además es rico en triptófano, un tipo de aminoácido que nos anima y evita posibles depresiones matinales. Añádelo a los batidos o lemonsBOWLS junto con plátano u otras frutas dulces para que contrasten con el sabor amargo del cacao. También puedes optar por el chocolate negro, pero no olvides mirar la etiqueta para asegurarte de que contiene como mínimo un 85 % de cacao. Y evita el chocolate con leche, pues contiene muchísimo azúcar.

• **Canela, jengibre y espirulina**: son superalimentos que te proporcionarán un toque extra de energía para empezar las mañanas de la mejor manera posible. Puedes comprarlos en polvo y, por ejemplo, añadir canela en los bowls, poner jengibre en el té y espirulina en los batidos.

¿LECHE, YOGUR O BEBIDAS VEGETALES?

En la actualidad es posible elegir entre diferentes tipos de lácteos para desayunar: desde leche animal hasta bebidas vegetales u opciones veganas. El debate es muy amplio y entran en juego distintos factores, como el nutricional, el ético y el medioambiental. En lo que se refiere a la nutrición, todos los lácteos son iguales siempre que sean enteros o semidesnatados, ya que tienen una alta densidad nutricional y son ricos tanto en carbohidratos como en grasas y proteínas, por lo que nos proporcionan energía de manera lenta y regulada. Por otro lado, si centramos el debate en aspectos éticos y medioambientales, deberemos decantarnos por la leche ecológica, pues garantiza que se le ha dado un buen trato al animal y se ha respetado el medio ambiente.

Si quieres disfrutar de todas las propiedades nutricionales de la leche, cómprala natural, sin ingredientes añadidos, y si te gusta dulce, endúlzala en casa con fruta o miel.

ESTOS SON LOS LÁCTEOS MÁS RECOMENDABLES:

• **Leche**: si tomas leche de vaca, de cabra o de otro animal, es mejor que sea entera o semidesnatada, ya que contiene grasas saludables y proteínas de calidad. Piensa que a la leche desnatada (sin grasa) habitualmente se le añade azúcar o compuestos similares para potenciar el sabor.

• **Bebidas vegetales**: las más dulces son las que provienen de cereales, ya que son alimentos naturalmente ricos en azúcar. Las más habituales son las de avena y arroz, perfectas para preparar recetas con un sabor dulce y desayunos caprichosos, como los púdines de chía o los lemonsBOWLS.

Las bebidas vegetales que provienen de semillas suelen ser más insípidas, por ejemplo, la de coco, la de almendras y la de sésamo. Si una bebida de almendras o de coco es dulce quiere decir que le han añadido azúcar, ya que ni las almendras ni el coco son dulces por naturaleza. Estas bebidas vegetales son perfectas para preparar batidos, porridges, lemonsBOWLS y otras recetas de este libro.

> **Elige siempre bebidas vegetales sin azúcares añadidos. Y recuerda que si en la etiqueta aparecen ingredientes como el azúcar, la glucosa, la fructosa, el almidón, el xilitol, la dextrosa, o bien otros edulcorantes, quiere decir que contienen azúcar añadido y que es preferible que escojas otra bebida a base únicamente de cereales o frutos secos.**

• **Yogur**: es un alimento fermentado que ayuda a regular el tránsito intestinal y a cultivar la flora bacteriana. Sin embargo, si consumes yogures azucarados o de sabores, el efecto será contraproducente, ya que el azúcar añadido y los aromas, conservantes e ingredientes de más perjudicarán a la flora bacteriana. Tampoco son interesantes los yogures 0 % o light, por su baja densidad nutricional. **El yogur natural, ya sea de vaca o de cabra, es el más saludable, y si es un producto de proximidad, ¡mucho mejor!**

• **Kéfir**: es un lácteo fermentado con hongos y bacterias. Se prepara con leche de vaca o de cabra, aunque también con agua y hasta con coco. Al tratarse de un producto fermentado, es un probiótico excelente para la flora bacteriana y actúa como digestivo y regulador del tránsito intestinal. Por otra parte, es bajo en lactosa porque el hongo característico del kéfir la transforma en ácido láctico durante la fermentación.

DESAYUNOS CON **PAN**

Empezar el día desayunando pan es una buena opción si compras o preparas un pan realmente nutritivo y lo combinas con alimentos que lo complementen. Para preparar una tostada o un bocadillo saludable, delicioso y nutritivo:

1. ESCOGE UN PAN SALUDABLE

Para saber si es saludable o no, comprueba si cumple los siguientes requisitos:

• Está hecho con masa madre, harina integral, agua y sal y, lo más importante, es de larga fermentación.

• La harina integral es de espelta pequeña, cebada, centeno, trigo sarraceno, arroz o cualquier otro cereal sin gluten. Olvídate de la harina de trigo convencional; está demasiado manipulada y nuestro organismo no lo tolera bien.

• No contiene aditivos ni ingredientes añadidos innecesarios, como conservantes o gluten de más.

2. COMBÍNALO CON LOS ALIMENTOS ADECUADOS

• **Hojas verdes y hortalizas**: rúcula, espinacas, lechuga, tomate, zanahoria, cebolla, pepino o una salsa de hortalizas le dan un toque crujiente y le aportan infinidad de micronutrientes.

• **Alimentos ricos en proteínas**: aparte del embutido y del pollo o pavo, podemos acompañar el pan con pescado azul en conserva como la caballa, las sardinas o la melva, con huevo duro o tortilla, queso de cabra con fruta o tahín con tomate fresco y almendras troceadas.

• Aliñado con **aceite de oliva virgen extra**, sal, especias y semillas al gusto.

• Una pieza de **fruta de temporada y de proximidad**.

En la sección de recetas te proponemos algunos ejemplos deliciosos y nutritivos para desayunar con pan.

 # EMPEZAR EL DÍA CON **HUEVOS**

El huevo es uno de los alimentos más completos si se consume entero, tanto la yema como la clara. En la clara únicamente hay proteínas; en cambio, la yema, además de proteínas, contiene minerales (hierro, fósforo, sodio, selenio y zinc) y grasas de buena calidad. **Si desayu-**

nas huevo, la sensación de saciedad que proporcionan sus proteínas te durará hasta la comida siguiente. Además, el cóctel de vitaminas y minerales mantendrá en buen estado tus células, fortalecerá tu sistema inmune y tu sistema nervioso y potenciará al máximo **TU RENDIMIENTO**. Empieza el día con huevos ¡y te comerás el mundo!

CÓMO COCINAR EL HUEVO

Para desayunar, sírvete unas tostadas de pan saludable, alguna salsa, medio aguacate o la combinación que más te guste y añádele 1 o 2 huevos preparados de la siguiente manera:

• **Huevo no-frito a la plancha**: pon un poco de aceite de oliva virgen extra en una sartén, espera a que se caliente y echa 1 huevo. Tapa la sartén y deja que el huevo se cueza unos 4-6 minutos, hasta que la clara cuaje y la yema esté a tu gusto. Así no desaprovechas tanto aceite y el huevo ¡queda igual o más bueno!

• **Huevo duro o pasado por agua**: hierve varios huevos en abundante agua durante 8-10 minutos y guárdalos en la nevera para las diferentes comidas de la semana. A la hora de servir, córtalo en rodajas y échale especias al gusto.

• **Tortilla o revuelto exprés**: bate 1-2 huevos en un bol. Calienta una sartén con unas gotas de aceite de oliva virgen extra y echa el huevo. Cuando haya cuajado un poco, ve recogiendo el huevo con una espátula para darle forma de tortilla. Si sale mal, en vez de tortilla habrás hecho un revuelto.

• **Tortilla del día anterior**: también puedes desayunar las sobras de la tortilla de patatas o de hortalizas que preparaste ayer. Si la aderezas con especias al gusto, estará deliciosa.

 # DESAYUNOS EN **BOWLS**

Los típicos cereales del desayuno acostumbran a estar hechos con harinas refinadas, azúcar añadido, aceites refinados e ingredientes innecesarios cuya densidad nutricional es muy baja, de modo que no nos proporcionan los nutrientes que nuestro organismo necesita. Igual pasa con las galletas, con la bollería y con otros ultraprocesados industriales. Si desayunamos esto ingerimos altas cantidades de azúcar. Entonces es cuando experimentamos los picos de glucosa en sangre, y a las pocas horas de haber desayunado nos sentimos cansados, con más ganas de tomar dulces o estimulantes como el café. Podemos evitarlo optando por cereales integrales combinados con más alimentos ricos en grasas y proteínas.

AVENA

La avena es uno de los cereales preferidos a la hora de reemplazar los típicos cereales del desayuno por combinaciones más nutritivas. Con ella puedes preparar porridge, púdines y granola casera.

A diferencia de los cereales habituales que se sirven de desayuno, los copos de avena son más nutritivos porque contienen mucha más proteína, fibra, vitaminas y minerales. Para convertir la avena en copos, se somete el grano a un proceso tecnológico denominado «extrusión» que lo transforma en un procesado bueno. La avena ayuda a regular el tránsito intestinal y facilita la absorción lenta de la glucosa presente en los alimentos.

Un sustituto perfecto de los cereales industriales del desayuno es la granola casera a base de avena, a la que puedes añadir frutos secos y semillas al gusto para que sea más completa. Si prefieres comprarla ya preparada, fíjate bien en la etiqueta; la mayoría lleva tanto azúcar o miel que tu organismo no notaría el cambio. Es mejor prepararla en casa a tu gusto. ¡Tardarás apenas 10 minutos!

QUINOA, TRIGO SARRACENO, MIJO Y ARROZ

Actualmente la oferta de cereales en forma de copos es muy extensa: copos de quinoa, copos de trigo sarraceno, copos de arroz, copos de mijo… Para escoger uno hay que fijarse en las propiedades nutricionales y en las características del cereal. Por ejemplo, si quieres un tipo de cereal con alto contenido proteico, elige la quinoa o el trigo sarraceno en vez del mijo o el arroz.

Elige además los que sean 100 % copos integrales y rechaza los que lleven azúcar añadido, ya sea miel, azúcar o glucosa, entre otros.

LEMONSBOWLS O BATIDOS NUTRITIVOS Y SACIANTES

El lemonsBOWL es una magnífica alternativa a los típicos cereales con leche del supermercado. Además puedes prepararlo de muchas maneras y con los ingredientes que quieras. Aquí te presentamos unas cuantas nociones generales y, en la parte de recetas, algunas propuestas tan nutritivas como deliciosas.

1. TRITURA EN UNA BATIDORA O ROBOT DE COCINA:

• **Un puñado de frutos secos y semillas al gusto**: almendras, avellanas, nueces o anacardos (sin sal ni fritos; mejor tostados o dejados en remojo toda la noche), y semillas de chía, sésamo o girasol. Te proporcionarán energía duradera gracias a sus grasas saludables y sensación de saciedad gracias a su contenido en proteínas.

• **1 vaso de bebida vegetal** sin azúcares añadidos: de avena o arroz (si quieres que sea más dulce) o de coco o almendras (más insípidas).

• **1-2 frutas** de temporada. Te aportarán energía y fibra, que te ayudará a regular el tránsito intestinal ya de buena mañana, y vitaminas y minerales muy interesantes.

• **1 cucharada de canela o cacao en polvo**, estimulantes naturales y saludables que te activarán a ti y a tu metabolismo.

2. SÍRVELO EN UN BOL.

3. ¡HORA DE DECORAR! Da un toque decorativo a la mezcla con la misma fruta que has usado para preparar el batido, utiliza más frutos secos o bien opta por alternativas de ingredientes que creas que combinan.

Más adelante verás ejemplos para preparar bowls deliciosos.

LEMONSBOWL PARA LLEVAR

Si preparas un buen lemonsBOWL por la mañana y te sobra, métela en un minirecipiente y tendrás un snack de lo más nutritivo.

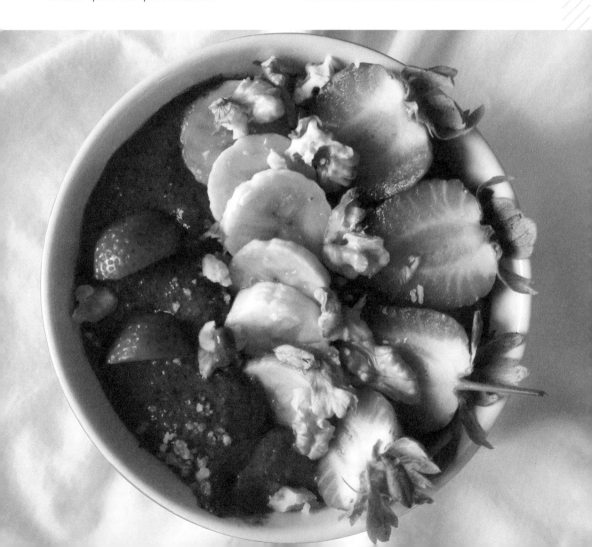

RECETAS

PAN DE ESPELTA INTEGRAL

- 500 g de harina integral de espelta
- Sal
- 15 g de levadura seca
- 400 g de agua templada
- 3 cucharadas de AOVE
- 2-3 cucharadas de semillas de girasol
- 2-3 cucharadas de semillas de calabaza

Mezclar la harina integral con una pizca de sal, la levadura y el agua. Añadir las semillas de calabaza y de girasol, o bien otras, según los gustos. Agregar el aceite de oliva y amasar.

Poner la masa en un molde o en un recipiente, taparla con un paño y dejar que fermente durante 2 horas. Mientras, precalentar el horno a 220 ºC.

Meter el molde en el horno o poner la masa en una bandeja y darle forma de pan. Hornearla durante 20 minutos.

Bajar la temperatura a 180 ºC y dejar unos 20 minutos más, hasta que el pan se empiece a dorar.

> **La harina integral puede ser de espelta o de cebada. Si utilizas la de trigo sarraceno quedará un sabor más fuerte, pero puedes mezclarla con harina de arroz o de maíz para neutralizarlo.**

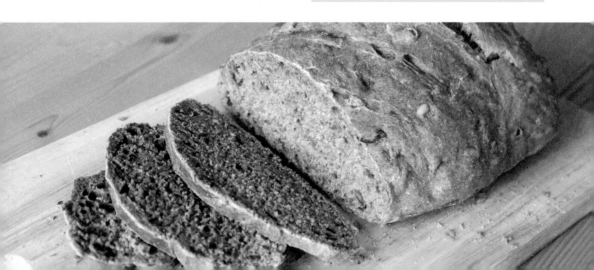

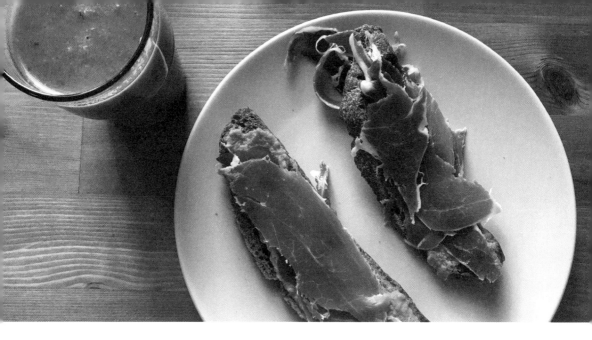

TOSTADA CON SALSA DE HORTALIZAS ACOMPAÑADA AL GUSTO

- 1 tostada de pan integral
- 2 tomates
- ½ cebolla
- 1 diente de ajo
- 1 zanahoria
- 1 cucharada de especias al gusto
- 3-4 cucharadas de AOVE
- Pimienta de cayena (opcional)

Poner en una batidora la cebolla y la zanahoria peladas y cortadas junto con los tomates y el diente de ajo pelado. Batir e ir añadiendo el aceite de oliva virgen.

Aderezar con las especias o, si se prefiere darle un toque más picante, con una pizca de pimienta de cayena.

Untar la tostada con la salsa en crudo o cocida en la sartén unos 5 minutos.

Acompañar con 2-3 rodajas de embutido de calidad, 1-2 huevos, 2-3 filetes de caballa, 2-3 lonchas de queso o cualquier otro alimento rico en proteínas.

> Guardar la salsa sobrante en la nevera un máximo de 3-4 días.

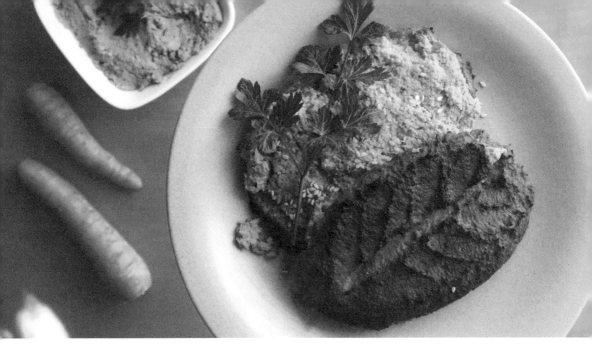

TOSTADA CON PATÉ DE CABALLA Y ZANAHORIA

- 1 tostada de pan integral
- 4 zanahorias grandes
- ½ lata de caballa en AOVE
- 1 cucharada de tahín
- 3-4 ramas de perejil
- ½ limón en zumo
- Sal y especias al gusto

Poner las zanahorias peladas y cortadas en un procesador de alimentos o batidora y triturar bien.

Añadir la caballa con el aceite y el resto de los ingredientes. Batir hasta que quede una pasta homogénea.

Untar la tostada con este paté casero y ¡a disfrutar!

Puedes sustituir la caballa por otro pescado azul como las sardinas, las anchoas, la melva o los boquerones, muy saludables para el día a día.

También puedes poner otras especias, como comino y orégano, en vez de perejil.

TOSTADA CON REVUELTO DE AGUACATE

- **1 tostada de pan integral**
- **½ aguacate**
- **1-2 huevos (código 0 o 1)**

- **Orégano**
- **AOVE**
- **Sal**

Batir los huevos. Calentar el aceite de oliva en una sartén y cuando esté caliente añadir los huevos batidos.

Cortar el aguacate en dados, echarlos en la sartén y mezclar.

Extender el revuelto encima de la tostada y aderezar con orégano, sal y aceite.

Acompañar con un poco de queso feta o semillas de sésamo (opcional).

> **Otra posibilidad es preparar una tortilla de plátano. Basta con batir los huevos, añadir el plátano cortado, echar la mezcla en la sartén, esperar a que cuaje… y a disfrutar.**

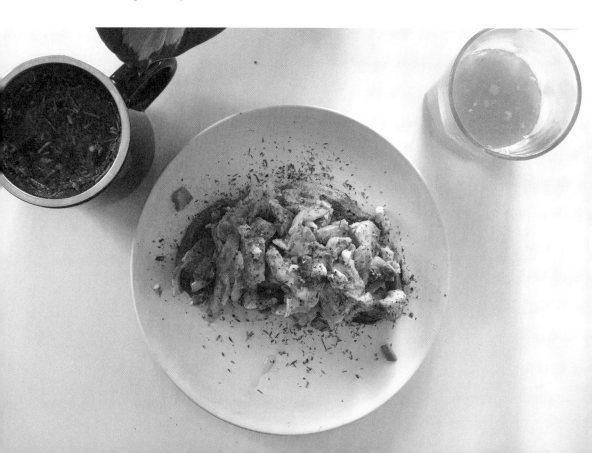

TOSTADA CON QUESO DE CABRA Y FRUTA

PARA TODO EL AÑO
- 1 tostada de pan integral
- 2-3 rodajas de queso de cabra
- 1 manzana en rodajas
- Un puñado de nueces
- 1 cucharada de semillas de sésamo
- 1 cucharadita de miel

Untar una tostada con queso de cabra, cubrirla con unas rodajas de manzana y esparcir por encima las nueces y el sésamo. Añadir un poco de miel u otro endulzante (opcional).

EN PRIMAVERA
- 1 tostada de pan integral
- 2-3 rodajas de queso de cabra
- 4 fresas
- 1 hoja de menta
- AOVE
- Sal

Batir las fresas con la menta y el aceite de oliva. Untar esta mezcla en la tostada con el queso de cabra, añadir una pizca de sal y listo.

EN OTOÑO
- 1 tostada de pan integral
- 2-3 rodajas de queso de cabra
- 1 granada
- 1 naranja en zumo

Desmenuzar la granada y reservar las pepitas en un bol. Untar la tostada con el queso de cabra y echar por encima unas cuantas pepitas de granada. Añadir el zumo de naranja al bol con la granada sobrante y servirlo junto con la tostada.

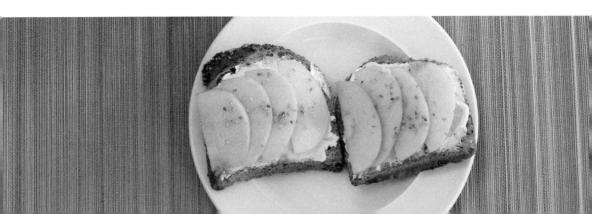

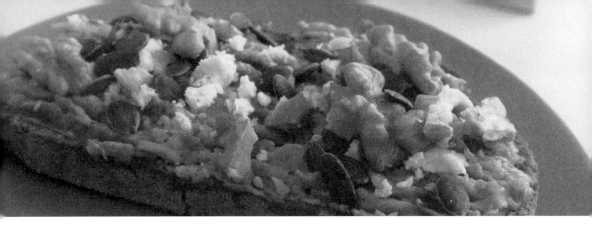

PLANT BASED TOASTS CON PALOMITAS DE SEMILLAS

- ◆ ½ aguacate
- ◆ 1 cucharada de tahín
- ◆ 1 cucharada de orégano
- ◆ 1 cucharada de palomitas de semillas
- ◆ 1 cucharada de almendras

PARA LAS PALOMITAS DE SEMILLAS

- ◆ 2-3 cucharadas de semillas de calabaza
- ◆ 2-3 cucharadas de semillas de girasol
- ◆ 2-3 cucharadas de semillas de sésamo
- ◆ Sal y AOVE

Untar una tostada con el tahín, cubrir con el aguacate y esparcir por encima el orégano (u otra especia al gusto).

Acompañar con las palomitas de semillas (ver receta a continuación) y las almendras (o bien otro fruto seco o ralladura de coco).

PARA LAS PALOMITAS DE SEMILLAS

Calentar una sartén y echar las semillas de calabaza. Esperar a que exploten y añadir las de girasol. Poner un poco de aceite de oliva y salar al gusto. Bajar el fuego, incorporar las semillas de sésamo y retirar cuando empiecen a dorarse. Guardar en un recipiente de vidrio a temperatura ambiente y consumir preferiblemente antes de una semana.

Sirve las palomitas de semillas con tostadas, creps, ensaladas, ¡con lo que te apetezca!

> La suma del aguacate y el tahín, junto con las semillas de girasol, calabaza y un fruto seco como las almendras, aporta una combinación rica en grasas saludables y proteínas con todos los aminoácidos esenciales. Una forma genial de empezar el día sin ingerir proteína animal.

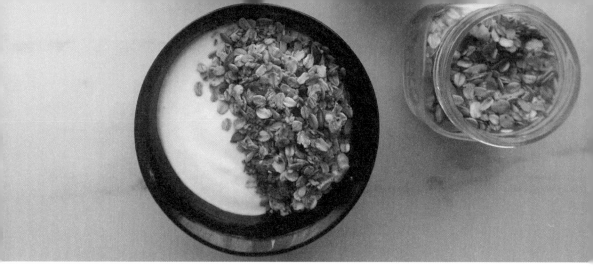

GRANOLA CASERA A LA SARTÉN

- Copos de avena (a ojo)
- 1 cucharada aceite de coco o de oliva
- Semillas de calabaza
- Semillas de sésamo
- Semillas de girasol
- Coco rallado
- Nueces o avellanas u otro fruto seco
- 1 cucharada de miel o sirope

Echar los copos de avena en una sartén de manera que cubran la superficie y tostar a fuego medio-alto durante 10 minutos, removiendo de vez en cuando para que no se quemen.

Añadir aceite de coco o de oliva (de coco quedará más dulce), mezclar y apartar hacia los lados para dejar un espacio en el centro.

Echar las semillas de calabaza y esperar a que algunas exploten (quedarán crujientes y deliciosas).

Añadir las semillas de sésamo y girasol, el coco rallado y el fruto seco que más te guste (nueces, avellanas, almendras...).

Para darle un toque final, echar por encima miel o sirope. Mezclar y dejar enfriar.

La granola casera queda genial con tu #Lemons BOWL, tu pudin de chía, tu yogur entero y con todos tus desayunos o snacks.

> **Las semillas de calabaza, gracias a sus nutrientes, ayudan a mejorar el rendimiento intelectual y a reducir el colesterol. Destacan por su contenido en zinc, un mineral importante para el crecimiento y el buen estado de la piel, las uñas y el pelo.**

BATIDO ENERGÉTICO PARA EMPEZAR EL DÍA

- 1 plátano
- ½ aguacate
- 1 vaso de bebida de arroz
- 3 cucharadas de copos de avena
- Un puñado de nueces
- 1 cucharada de cacao
- 1 cucharadita de canela
- Coco rallado

Batir todos los ingredientes y beber el batido o servir en un bol. Añadir más cantidad de frutos secos sin triturar si se prefiere masticar y empezar el proceso de digestión.

La bebida de arroz se puede reemplazar por la de avena, de coco, de almendras o por cualquier otra sin azúcares añadidos.

Las nueces son opcionales y se pueden sustituir por frutos secos como las avellanas o las almendras, o por semillas como las de chía.

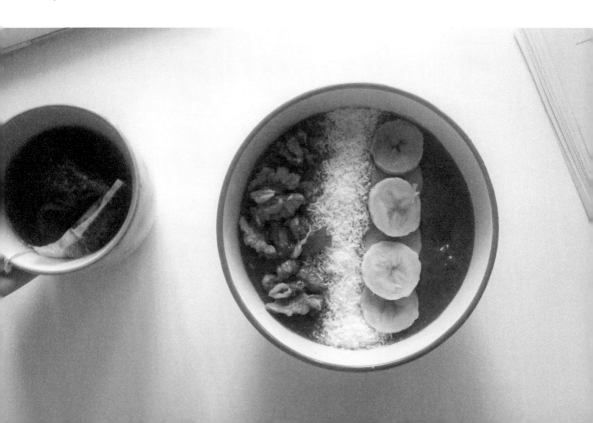

YOGUR VEGANO DE CHÍA

- ◆ **3 cucharadas de semillas de chía**
- ◆ **1 cucharadita de canela**
- ◆ **½ vaso de bebida vegetal de arroz o avena**
- ◆ **½ plátano**

Batir las semillas de chía, la bebida vegetal y la canela hasta que la mezcla adquiera una textura homogénea como la del yogur.

Añadir el plátano u otra fruta para endulzarlo, o bien edulcorante natural (opcional).

Acompañar con fruta de temporada como, por ejemplo, media granada, una cucharada de granola casera, frutos secos y semillas.

> **Si trituramos las semillas de chía en lugar de ponerlas en remojo, aprovecharemos mejor sus nutrientes como el calcio, las proteínas y el omega 3.**

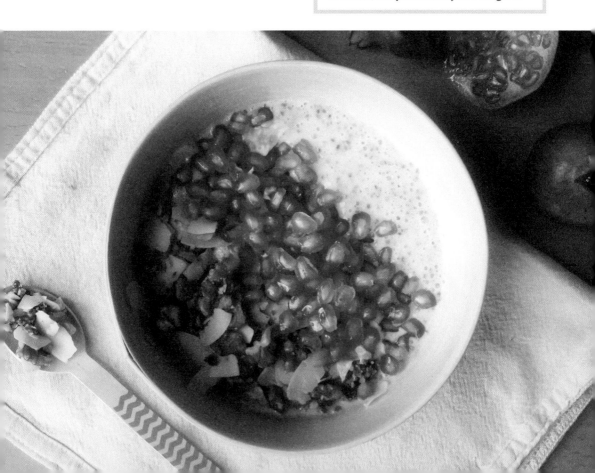

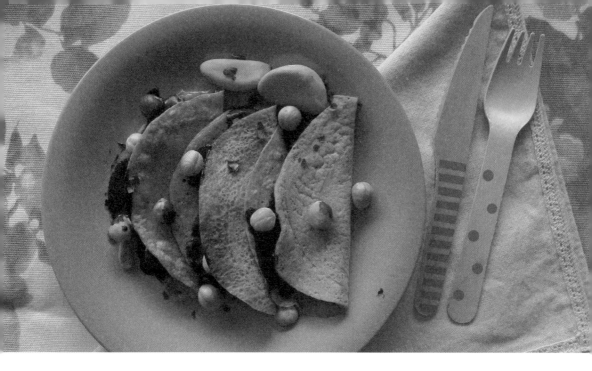

CREPS DULCES DE COPOS DE AVENA

- 1 tacita de copos de avena
- 1 huevo
- AOVE

OPCIONES DE RELLENO
- 1 o 2 onzas de chocolate con avellanas
- 1 plátano y 1 onza de chocolate negro
- 1 pera y nueces al gusto
- 3 o 4 uvas y 1 kiwi

Para preparar la masa de los creps, batir en un recipiente los copos de avena junto con el huevo. Si la mezcla queda muy espesa, añadir 1 o 2 cucharadas de agua y volver a batir.

Echar un poco de aceite en una sartén pequeña y repartir hasta que cubra toda la superficie. Cuando esté caliente, verter un cacillo de la mezcla en el centro de la sartén y esparcir con una cuchara o espátula. Esperar a que se

cueza y dar la vuelta. Repetir el proceso hasta que se acabe la masa.

> **Para preparar la versión vegana (sin huevo), pondremos semillas de chía (o de lino) en remojo en 2 cucharadas de agua y añadiremos medio plátano (opcional).**

CREPS VERDES DE TRIGO SARRACENO

- **1 tacita de trigo sarraceno**
- **1 huevo**
- **Un puñado de espinacas**
- **AOVE**

Dejar el trigo sarraceno en remojo toda la noche o bien durante 4 horas. Si no da tiempo, dejarlo como mínimo 15 minutos o, a malas, pasarlo por agua.

Escurrir y batir junto con el huevo y las espinacas. Si queda muy espeso, añadir 1 o 2 cucharadas de agua y volver a batir.

OPCIÓN VEGANA

El trigo sarraceno en remojo se aglutina, y si se bate con un poco de agua y las espinacas quedará una textura gelatinosa, perfecta para la masa de los creps. Serán más delicados pero igual de deliciosos y nutritivos.

Poner un poco de aceite en una sartén pequeña y esparcir. Cuando esté caliente, echar un cacillo de la mezcla y esparcir con una cuchara o espátula. Esperar a que se cueza y dar la vuelta. Repetir el proceso hasta acabar la masa.

Para servirlo salado, rellenar, por ejemplo, con aguacate, un puñado de nueces, queso feta y semillas variadas.

> **El trigo sarraceno o alforfón es un cereal sin gluten que contiene una alta cantidad de proteínas, antioxidantes y vitaminas del grupo B, necesarias para el buen funcionamiento del metabolismo y el sistema nervioso.**

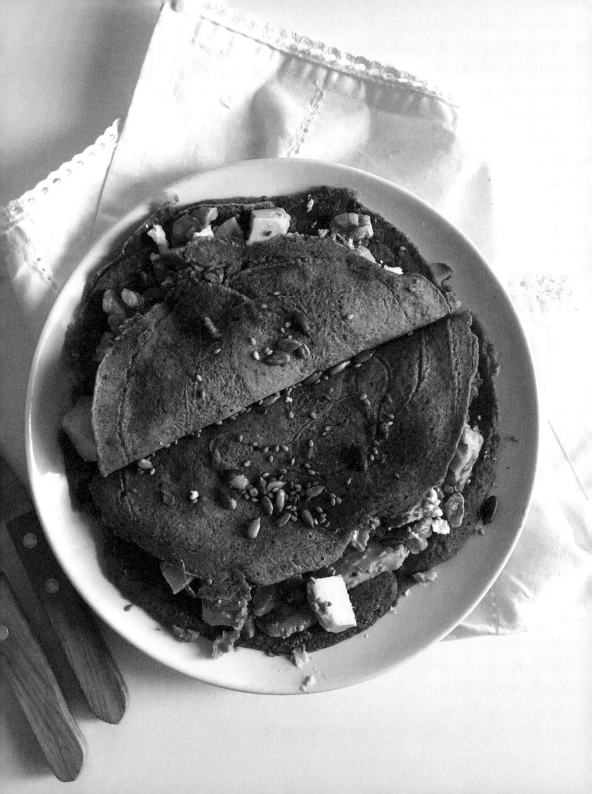

PANCAKES O TORTITAS CON MOUSSE DE CHOCOLATE

- 3 cucharadas de copos de avena
- 1 huevo de gallinas felices (código 0 o 1)
- ¾ de plátano
- 1 cucharadita de bebida vegetal o agua
- AOVE

PARA LA MOUSSE DE CHOCOLATE
- 1 plátano
- ½ aguacate
- Un puñado de avellanas
- 1 cucharada de miel
- 1 cucharada de cacao puro

Poner en una batidora o robot de cocina los copos de avena, el huevo entero (opcional), ¾ de plátano y la bebida vegetal o el agua. Triturar. Si queda muy espeso, añadir 1 o 2 cucharadas de agua.

Calentar una sartén con unas gotitas de aceite de oliva virgen. Cuando esté caliente, echar una cantidad de masa suficiente para formar una torta pequeña y un poco gruesa. Dejar cocer a fuego lento. Mientras, preparar la mousse de chocolate sin dejar de vigilar la masa.

PARA LA MOUSSE DE CHOCOLATE
Batir el plátano, el aguacate, la miel y el cacao. Si se quiere, añadir más cacao para conseguir un color más parecido al chocolate, y más miel u otro edulcorante natural para un sabor más dulce.

Cuando la masa de la tortita esté cocida, dar la vuelta y repetir el proceso hasta obtener unas 5 o 7 tortitas.

A la hora de servir, poner una tortita en un plato, untarla con la mousse de chocolate y echar por encima las avellanas junto con el plátano troceado u otra fruta de temporada. Repetir el proceso formando varios pisos y tendremos ¡un saludable desayuno al estilo americano!

Para preparar la versión vegana, en vez del huevo ponemos ½ plátano y 1 cucharada de semillas de chía previamente dejadas en remojo en 2 cucharadas de agua, y sustituimos la miel por sirope de agave u otro endulzante.

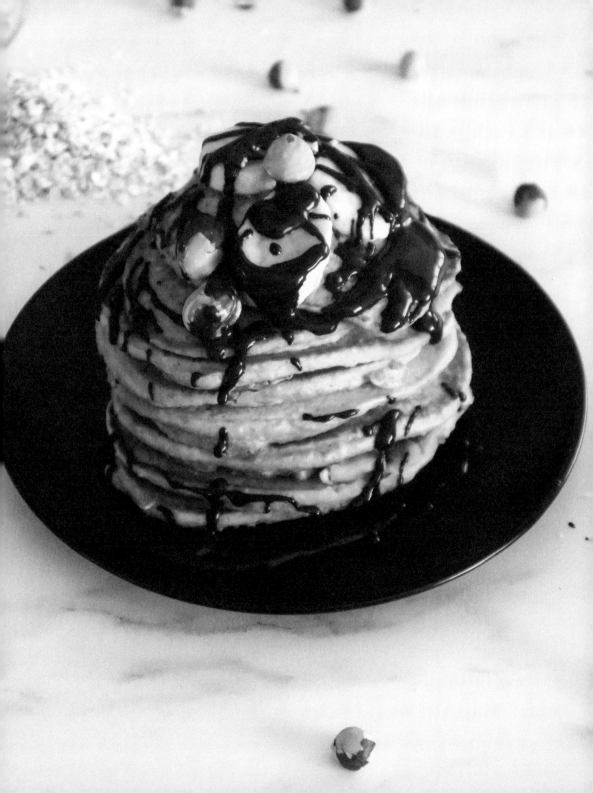

LEMONSBOWL PRIMAVERA-VERANO

PRIMAVERAL
- **Un puñado de fresas**
- **1 plátano**
- **1 vaso de bebida de avena**
- **Un puñado de avellanas**
- **1 cucharadita de canela**

Batir todos los ingredientes y servir en un bol. Decorar con el plátano sobrante, unas cuantas fresas y más avellanas.

VERANIEGO
- **1 melocotón**
- **Un puñado de anacardos**
- **1 cucharadita de canela**
- **1 vaso de bebida de arroz**

Batir todos los ingredientes y servir en un bol. Decorar con más fruta de temporada y unos cuantos anacardos.

TROPICAL
- **3-4 rodajas de piña**
- **1 vaso de bebida de coco**
- **Un puñado de nueces**
- **½ aguacate**
- **1 cucharada de ralladura de coco (para decorar)**

Batir todos los ingredientes y servir en un bol. Decorar con más ralladura de coco, un poco más de piña en dados y unas cuantas nueces.

Para que quede más dulce, añadir 1 plátano y/o sustituir la piña por mango.

CONGELADO
- **1 plátano**
- **Un puñado de frutas del bosque**
- **Un puñado de anacardos**
- **1 cucharada de semillas de chía**
- **1 vaso de bebida de almendras**

Congelar ½ plátano y las frutas del bosque (frambuesas, arándanos, moras…) unas 3-4 horas.

Batir el otro ½ plátano con los anacardos, las semillas de chía y la bebida vegetal de almendras.

Servir todo en un bol con más anacardos y fruta de temporada como por ejemplo las fresas.

LEMONSBOWL OTOÑO-INVIERNO

OTOÑAL

- **3-4 castañas asadas***
- **1 pera o plátano**
- **1 vaso de bebida vegetal de arroz**
- **1 cucharadita de cacao puro en polvo**

Batir las castañas junto con la bebida vegetal, el plátano o pera y el cacao. Servir en un bol y decorar con 2 o 3 castañas más.

INVERNAL

- **1 pera**
- **1 caqui**
- **1 vaso de bebida de avena**
- **2 cucharadas de copos de avena**
- **1 granada**
- **Nueces**

Batir la pera, el caqui, la bebida de avena y los copos de avena.

Servir en un bol y decorar con granada y nueces u otros frutos secos al gusto.

PUDIN DE CHÍA CON MANZANA HERVIDA

- **2 cucharadas de semillas de chía**
- **1 manzana o pera**
- **1 vaso de bebida de arroz**
- **3 higos frescos**
- **Canela o cacao puro en polvo**
- **Anacardos**

El día anterior, mezclar en un bote de vidrio la bebida de arroz y las semillas de chía.

Calentar la mezcla del día anterior y añadir una manzana o pera cortada en dados. Dejar que se ablande y espolvorear canela o cacao al gusto.

Servir junto con anacardos e higos frescos.

CÍTRICO

- **1-2 naranjas**
- **1 plátano**
- **Un puñado de anacardos**

Batir las naranjas peladas con medio plátano y los anacardos. Servir en un bol y decorar con el resto del plátano y más anacardos.

> **Elige la bebida vegetal y los frutos secos que más te gusten para preparar los lemonsBOWL. Si lo prefieres, prescinde de los frutos secos.**

* Asa 1 kg de castañas al horno o en la sartén y úsalas a medida que las necesites.

3
COMIDAS PARA MANTENER EL RITMO

ANTES DE METERTE EN LA **COCINA**

¿PLATO ÚNICO O DOS PLATOS?

La mayoría de las recetas que te proponemos son platos únicos, ya que incluyen la ración necesaria de hortalizas, cereales, tubérculos o legumbres que normalmente tomamos en el primer plato, y la ración de proteína y grasas saludables del segundo, como sería la carne, el pescado, el huevo o las legumbres. Pero, si lo prefieres, puedes separarlos y, por ejemplo, tomar primero la parte de hortalizas y después comer un segundo rico en carbohidratos, proteína y grasas saludables.

COMIDAS LIGERAS, NUTRITIVAS Y ADAPTADAS A TUS GUSTOS

No encontrarás guisos ni estofados ni pescado o carne con salsas contundentes; esto se lo dejamos a la abuela, al abuelo, a la madre, al padre… o lo reservamos para ocasiones especiales que terminan con una buena siesta. **Las comidas que te proponemos están pensadas para una digestión fácil, ideales si después tienes que estudiar o trabajar y no quieres caerte de sueño.**

DEL ESFUERZO AL PLACER

La clave para disfrutar de la comida es encontrar las recetas que más te gusten. Si ves que un alimento no te convence del todo, dale una nueva oportunidad. Puede que combinado de otra manera, o con algunas de las propuestas que te sugerimos, te acabe encantando.

El secreto es pararse a pensar por qué no te gusta ese alimento: porque en el colegio lo servían demasiado cocido o con presentaciones poco apetecibles… Una vez identificado el motivo, prueba a cocinarlo de una manera diferente y, si sigue sin gustarte, no te preocupes: ¡hay muchos otros alimentos! Lo importante es disfrutar de lo que comemos y saborear cada mordisco a la vez que nos nutrimos.

SI TE ENCANTA COCINAR

Nuestras recetas sirven de guía para cocinar los alimentos de muchas maneras diferentes, utilizar los productos de temporada y redescubrir ingredientes que tenías olvidados. Puedes adaptarlas a tu estilo, y si te encanta cocinar y ya te sabes toda la teoría de memoria, ¡crea, innova y disfruta! Verás que hay recetas de lo más básicas, ideales para nutrirte en tu día a día, y otras recetas marcadas con una estrella, pensadas para sacar al #Lemons-CHEF que llevas dentro. ¡Tus dotes culinarias irán creciendo día tras día!

SI NO TE GUSTA COCINAR

Si no has cocinado nunca, no sabes si te gusta cocinar. Así que atrévete a coger los utensilios de cocina, a elegir los alimentos que más te apetezcan y a experimentar. Esta es una buena oportunidad para empezar, con recetas sencillas y que puedes modificar a tu manera según tus gustos y prioridades.

Consejos para los que odian la cocina:

① **Inténtalo de nuevo. Si una receta no te sale bien a la primera, no te desanimes: a todos nos ha pasado. Vuelve a intentarlo adaptándola a tu gusto, y seguro que queda de rechupete.**

② **Dale una oportunidad a ese ingrediente que no te gusta. Antes de juzgar un plato por los malos recuerdos que te trae, prueba a cocinarlo de otra manera; seguro que te acabará gustando.**

③ **Disfruta. Puede que al principio te dé pereza ponerte a cocinar, pero con un poco de ganas y de práctica, al final te encantará prepararte tus recetas.**

CÓMO COMBINAR LOS ALIMENTOS SEGÚN EL **LEMONSPLATO**

El LemonsPLATO está inspirado en «El plato saludable» de Harvard y es una alternativa a la pirámide alimentaria. Se trata de la mejor herramienta para saber cómo combinar los alimentos con el fin de que cada comida sea completa.

• ½ **PLATO CON HORTALIZAS DE TEMPORADA:** son los alimentos más importantes en toda comida o cena.

• ¼ **DE PLATO CON ALIMENTOS RICOS EN CARBOHIDRATOS:** se encuentran en los cereales, los tubérculos, las legumbres, los lácteos y, en menor cantidad, en los frutos secos.

• ¼ **DE PLATO CON ALIMENTOS RICOS EN PROTEÍNAS:** presentes sobre todo en la carne, el pescado, el huevo, los lácteos, las legumbres.

• **GRASAS SALUDABLES DE ACOMPA-ÑAMIENTO**: las encontramos en los aceites vírgenes, las semillas, los frutos secos, el aguacate y el coco.

• **FRUTAS:** podemos optar por terminar la comida con fruta o dejarla como snack para media mañana o media tarde, siempre y cuando tomemos 3 piezas de fruta al día.

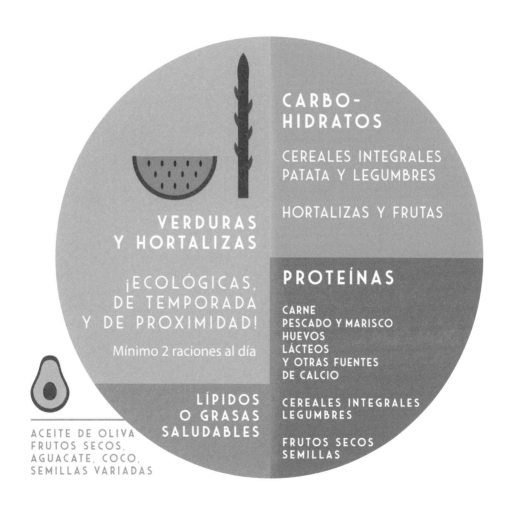

VERDURAS Y HORTALIZAS

¡ECOLÓGICAS, DE TEMPORADA Y DE PROXIMIDAD!

Mínimo 2 raciones al día

CARBO-HIDRATOS

CEREALES INTEGRALES PATATA Y LEGUMBRES

HORTALIZAS Y FRUTAS

PROTEÍNAS

CARNE
PESCADO Y MARISCO
HUEVOS
LÁCTEOS
Y OTRAS FUENTES
DE CALCIO

CEREALES INTEGRALES
LEGUMBRES

FRUTOS SECOS
SEMILLAS

LÍPIDOS O GRASAS SALUDABLES

ACEITE DE OLIVA
FRUTOS SECOS,
AGUACATE, COCO,
SEMILLAS VARIADAS

CÓMO PREPARAR TU **TUPPER**

Para que un tupper sea completo, seguiremos el criterio de los platos saludables. Así todos los nutrientes que necesitamos estarán presentes en un plato único que nos dará energía suficiente para un día entero de estudio o trabajo.

PASO 1
Pon 1 ración de hortalizas
Ensalada con pico de gallo

PASO 2
Añade 1 ración de carbohidratos
60 g de arroz integral

PASO 3
Añade 1 ración de proteínas
1 filete de pollo

PASO 4
Aliña con grasas saludables
1 cucharada de AOVE

RESULTADO
Ensalada con pico de gallo y arroz con pollo

CÓMO ORGANIZAR TU **MENÚ SEMANAL**

Para preparar el menú semanal, primero debes tener claro qué comerás cada día. Lo mejor es que te bases en el plato saludable e imagines qué ingredientes pondrás cada día, respetando la correspondiente ración de hortalizas, proteínas, carbohidratos y grasas saludables que necesitas en cada comida. Para ahorrar tiempo puedes, por ejemplo, programar un mismo plato dos días y preparar una ración doble. Una vez que sepas qué comerás cada día, comprueba qué tienes en la despensa, haz la lista de la compra y ve a comprar esa misma semana. Así, tendrás el menú planeado rápidamente y el tiempo de cocina se reducirá mucho.

EJEMPLO DE MENÚ SEMANAL DE PRIMAVERA

INGREDIENTES

Alimentos frescos
- 2 cebollas
- 2 zanahorias
- 5 espárragos
- 2 tomates
- 1 pimiento verde
- 1 pimiento rojo
- 1 limón
- Un puñado de rúcula

Despensa
- Arroz integral
- Cuscús de trigo sarraceno
- 1 bote grande de lentejas
- 1 bote de caballa en conserva

Básicos
- Semillas variadas (sésamo, calabaza, girasol…)
- Especias (pimienta y orégano)
- AOVE
- Sal marina sin refinar
- Huevos (código 0 o 1)

COCINA BÁSICA

Hortalizas

Salteado de verduras de temporada (2R)

Ensalada con pico de gallo (2R)

Acompañamientos

3 tacitas de arroz integral (3R)

4 huevos duros (2R)

Filetes de caballa en conserva (1-2R)

Pechugas de pollo eco (1R)

Pasta integral y/o cuscús (1-2R)

Tiempo de preparación: 20 minutos

TABLA DE MENÚS				
LUNES	**MARTES**	**MIÉRCOLES**	**JUEVES**	**VIERNES**
Salteado de verduras + arroz + 3-4 filetes de caballa	Ensalada con pico de gallo + ½ bote de lentejas + 2-3 cucharadas de sésamo	Salteado de verduras + arroz integral con ½ bote de lentejas + 2 huevos duros + AOVE	Ensalada de pasta con pico de gallo + pechuga de pollo + AOVE	Salteado de verduras + cuscús + 2 huevos duros

EJEMPLO DE MENÚ SEMANAL DE INVIERNO

INGREDIENTES

Alimentos frescos
* Ensalada
* 1 calabaza
* 2 patatas
* 2 boniatos
* Un puñado de rúcula
* 1 brócoli
* 1 zanahoria
* 1 cebolla
* Queso de cabra
* Huevos (código 0 o 1)

Despensa
* Cuscús integral
* 1 bote de garbanzos

Básicos
* Semillas variadas (sésamo, calabaza, girasol…)
* Especias (pimienta y orégano)
* AOVE
* Sal marina sin refinar

COCINA BÁSICA

Hortalizas
* ½ brócoli con 1 zanahoria y 1 cebolla hervidos o al horno (1R)
* Patatas bravas al horno (otoño-invierno)
* Salteado exprés de verduras de temporada

Acompañamientos
Cuscús hervido (2R)
4 huevos duros (2R)
Trigo sarraceno (1R)
Garbanzos (1R)

TABLA DE MENÚS				
LUNES	**MARTES**	**MIÉRCOLES**	**JUEVES**	**VIERNES**
Bravas + rúcula + 2 rodajas de queso de cabra	Brócoli + ½ bote de garbanzos + semillas variadas	Bravas + 2 huevos duros + 2 cucharadas de sésamo	Salteado exprés + ½ bote de garbanzos + 2 cucharadas de sésamo	Creps de trigo sarraceno + sobras o ensalada de temporada + AOVE

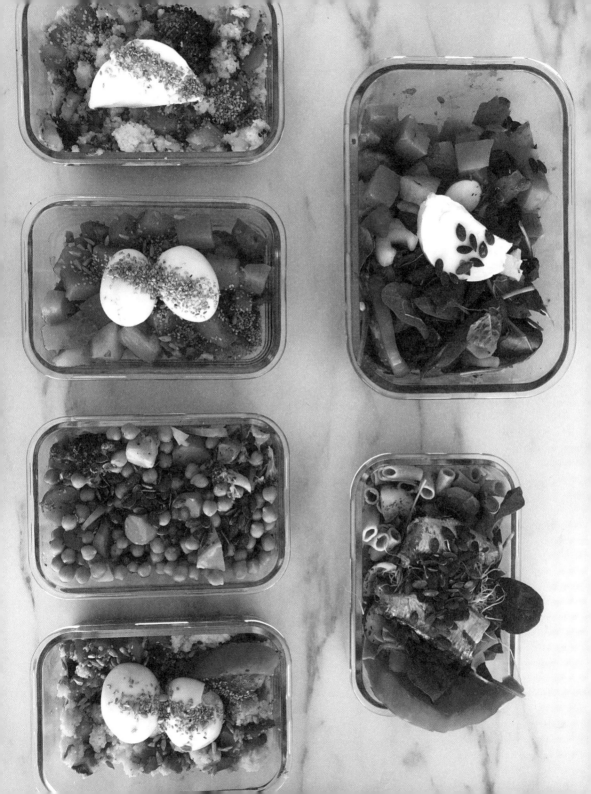

RECETAS

CÓMO PREPARAR UNA
ENSALADA PERFECTA

Una ensalada puede ser un acompañamiento o un plato. Si quieres preparar la combinación perfecta en cuanto a nutrientes, escoge un ingrediente de cada grupo de alimentos y mézclalo todo. ¡Imaginación al poder! Estos son los pasos:

1. UN PUÑADO DE HOJAS VERDES: rúcula, escarola, canónigo, endibia, espinaca… Las hojas más verdes acostumbran a ser amargas y favorecen la secreción de los jugos gástricos que ayudarán a la digestión. Por eso, junto con otros alimentos, como primer plato preparan nuestro estómago para el segundo.

2. DOS O TRES HORTALIZAS DE TEMPORADA: rábano, zanahoria, col lombarda, pepino, tomate… dan un toque crujiente al plato. Puedes ponerlas cocinadas o crudas, como prefieras, pero crudas siempre conservan más nutrientes.

3. UN PUÑADO DE GERMINADOS: alfalfa, brócoli, cebolla, lentejas… Los germinados son los brotes de las semillas de las hortalizas, los cereales o las legumbres, un alimento de lo más interesante por su alto contenido en nutrientes.

4. UNAS CUCHARADAS DE SEMILLAS: de calabaza, de sésamo, de pipas de girasol… Son una gran fuente de vitaminas y minerales y aportan un toque crujiente. Añádelas enteras o, como el sésamo, trituradas para absorber mejor los nutrientes como el calcio o el hierro.

5. UN PUÑADO DE FRUTOS SECOS: almendras, avellanas o nueces. Para una mejor digestión, déjalas en agua durante cuatro horas o más y después tómalas crudas o tostadas.

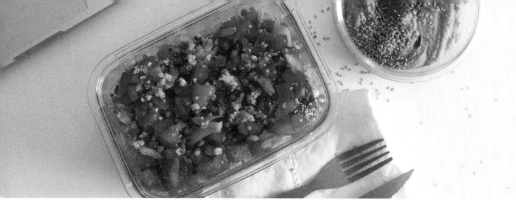

ENSALADA CON PICO DE GALLO

PARA EL PICO DE GALLO

* 2 tomates
* 1 pimiento verde
* 1 pimiento rojo
* ½-1 cebolla
* 4 cucharadas de AOVE
* ½ limón en zumo
* 2 cucharadas de perejil fresco picado
* 2 cucharadas de pimienta negra

PARA LA ENSALADA

* Un puñado de rúcula u otras hojas verdes
* 4-5 cucharadas del pico de gallo
* Germinados al gusto
* 3-4 nueces
* 1 cucharada de semillas de calabaza

PREPARACIÓN DEL PICO DE GALLO

Cortar en dados bien pequeños los tomates, los pimientos y la cebolla. Aliñar con aceite de oliva y el zumo de limón, y aderezar con el perejil y la pimienta negra. La receta mexicana original añade cilantro al gusto y zumo de lima, además de chile cortado en trozos.

PREPARACIÓN DE LA ENSALADA

Poner en un bol la rúcula, el pico de gallo, los germinados, las nueces y las semillas de calabaza. Mezclar bien y ya tienes lista la base de la ensalada.

Para completar el plato saludable, y por lo tanto la comida, añádele por ejemplo una ración de arroz y 3 o 4 filetes de caballa. O mezcla todo con 1 ración de quinoa y acompáñalo con humus de garbanzos y calabacín.

2 TUPPERS

69

SALTEADOS PARA LAS 4 ESTACIONES

PARA LA PRIMAVERA
* 1 cebolla
* 1-2 zanahorias
* 4-5 espárragos
* Albahaca
* Orégano

PARA EL VERANO
* 1 cebolla
* 1 zanahoria
* 1 calabacín
* 1 berenjena

* Comino
* Pimienta

PARA EL OTOÑO
* 1 cebolla
* 1 berenjena
* Un puñado de champiñones u otras setas

PARA EL INVIERNO
* 1 cebolla
* ½ brócoli

Picar la cebolla. Calentar la sartén, echar un chorrito de aceite, añadir la cebolla y, cuando esté transparente, incorporar el resto de los ingredientes. Para evitar que la cebolla se queme, echar una tacita de agua caliente. Dejar cocer unos 10 minutos.

SALTEADO DE PRIMAVERA: pelar las zanahorias, cortarlas en dados y echarlas a la sartén con la cebolla. Trocear y añadir los espárragos. Retirar al cabo de unos 5-10 minutos, según los gustos.

SALTEADO DE VERANO: cortar la berenjena, la zanahoria y el calabacín en daditos sin pelar y añadir a la sartén hasta que se doren.

SALTEADO DE OTOÑO: trocear los champiñones y la berenjena. Dorar en la sartén hasta que el agua se evapore y las hortalizas estén tiernas.

SALTEADO DE INVIERNO: el ingrediente principal será el brócoli. Cortar el tronco en trozos pequeños y echar a la sartén. Pasados unos 10 minutos, añadir los árboles del brócoli cortados bien pequeños. Saltear durante 10 minutos.

> **Para todas las recetas: rectificar el punto de sal, añadir especias al gusto (orégano, pimienta, cayena…) antes o después del salteado y ya lo tendrás listo.**

> **Para preparar una salsa, batir la mitad del salteado con 2 cucharadas de aceite de oliva virgen extra.**

(2 TUPPERS)

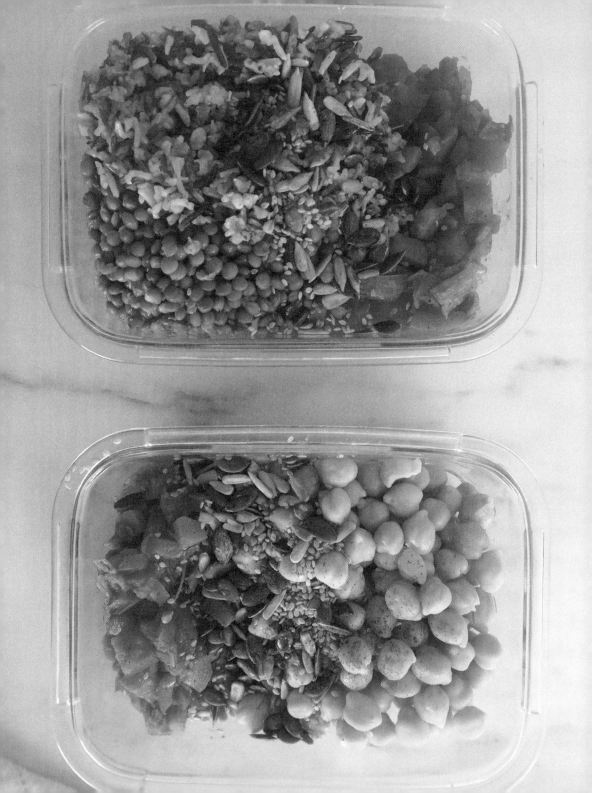

HORTALIZAS AL HORNO PARA LAS 4 ESTACIONES

Hornear las hortalizas es mucho más rápido de lo que crees. La temperatura estándar para el horneado son 180 ºC, pero, como cada horno es distinto, lo ideal es vigilar las hortalizas cada 10 minutos para que no se quemen. La parte en la que más tiempo se invierte es en cortarlas; después solo hay que meterlas en el horno, poner la alarma e ir controlándolas. Las hortalizas que mejor quedan al horno son las siguientes:

CALABAZA

ESTACIÓN: todo el año
PREPARACIÓN: se puede hornear con o sin piel. Para hornearla con piel, cortar en rodajas o por la mitad; después será mucho más sencillo pelarla y se podrá cortar como se desee. Si se hornea sin piel, pelar y cortar en dados para agilizar el proceso de cocción.
HORNEADO: 20-30 minutos con piel; 20 minutos sin piel.

CALABACÍN, BERENJENA Y ZANAHORIA

ESTACIÓN: primavera-verano
PREPARACIÓN: pelar solo la zanahoria. Cortar todo en tiras o dados.
TIEMPO: 15-20 minutos

PIMIENTOS

ESTACIÓN: primavera-verano
PREPARACIÓN: cortar en tiras.
HORNEADO: 15-20 minutos

BRÓCOLI Y COLIFLOR

ESTACIÓN: otoño-invierno
PREPARACIÓN: cortar el tronco en daditos y desmenuzar los árboles en trozos pequeños. Aliñar con aceite de oliva y añadir especias al gusto.
HORNEADO: 10-15 minutos

ALCACHOFAS

ESTACIÓN: otoño-invierno
PREPARACIÓN: meter en el horno cortadas por la mitad o enteras. Poner agua en la bandeja para facilitar la cocción.
HORNEADO: 30 minutos.

Para aprovechar el horno cuando prepares una receta, pon además 1 cebolla cortada en trozos, 1 diente de ajo y 1 zanahoria, o bien 2-3 patatas o boniatos (así tendrás parte de la base de carbohidratos), y también pescado o carne en otra bandeja. El tiempo de cocción será diferente, pero basta con que lo vayas vigilando hasta que veas que está hecho.

HORTALIZAS HERVIDAS

- **1 patata**
- **1 cebolla**
- **1 zanahoria**
- **Un puñado de judías verdes**

Esta combinación es perfecta en primavera-verano.

Poner a calentar abundante agua. Cuando hierva, echar la patata, la cebolla y la zanahoria cortadas en trozos. Cocer 5 minutos.

Añadir las judías verdes y dejar que hierva todo unos 10-15 minutos, hasta que estén al punto de cocción que te guste.

(2 TUPPERS)

HORTALIZAS AL VAPOR

- **1 patata**
- **1 cebolla**
- **1 zanahoria**
- **Un puñado de judías verdes**

Poner a hervir una olla con abundante agua.

Cortar la patata, la cebolla y la zanahoria en trozos y ponerlos en un cestillo sobre la olla durante 10 minutos.

Añadir las judías verdes, y dejar que se cueza todo al vapor unos 10-15 minutos. Probar antes de retirar para que el punto de cocción quede a tu gusto.

(2 TUPPERS)

HORTALIZAS REBOZADAS CON SEMILLAS

- **Hortalizas variadas al gusto**
- **5-8 cucharadas de semillas de calabaza**
- **5-8 cucharadas de semillas de sésamo**
- **2 cucharadas de AOVE**
- **Sal y especias al gusto**

Poner en una sartén las semillas de calabaza y encender el fuego. Cuando empiecen a explotar, añadir las semillas de sésamo, el aceite de oliva virgen, una pizca de sal y las especias, por ejemplo, pimienta, canela, cúrcuma, comino y orégano. Retirar del fuego y reservar en un recipiente.

Cortar las hortalizas en dados pequeños, una vez lavadas y bien escurridas.

Para rebozar las hortalizas, echarlas en la sartén junto con 2-3 cucharadas del preparado de semillas y mezclar bien. Por ejemplo, una cebolla, un pimiento y un tomate. Quedarán salteadas, rebozadas y crujientes.

(2 TUPPERS)

BRAVAS ATÍPICAS

- ◆ **4 patatas**
- ◆ **2 calabacines**
- ◆ **1 berenjena**

- ◆ **AOVE**
- ◆ **Sal**
- ◆ **Especias al gusto**

Precalentar el horno a 180 ºC.

Lavar bien las patatas y cortarlas en dados. Colocarlas en una bandeja con papel de horno, aliñar con un poco de aceite de oliva y sal y meter en el horno.

Cortar el calabacín y la berenjena en dados. Añadirlos a la bandeja y hornear 20 minutos.

Retirar y aderezar por ejemplo con orégano y comino. Volver a hornear unos 10 minutos.

Si lo acompañamos con alimentos ricos en proteínas y grasas saludables, cada ración de bravas equivale a dos comidas o plato saludable.

> **En otoño podemos preparar la receta con 1 boniato y ½ calabaza. El proceso será el mismo: hornear la calabaza y el boniato, cortados en trozos, 20 minutos; retirar, aderezar con especias como la cúrcuma, la canela y el jengibre y hornear unos 10 minutos más.**

(**2 TUPPERS**)

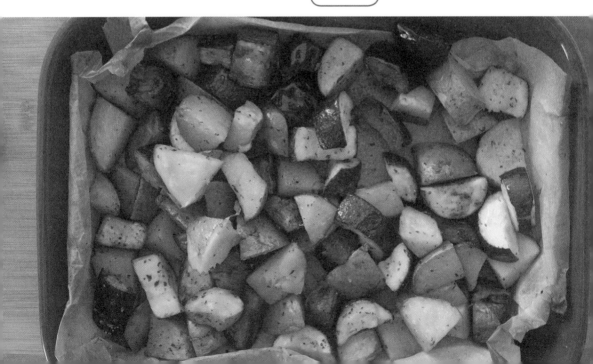

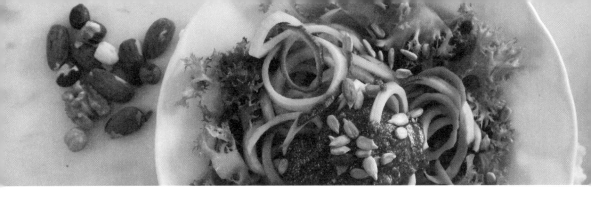

ESPAGUETIS DE CALABACÍN Y ZANAHORIA

- **2 calabacines**
- **2 zanahorias**
- **1 cebolla**
- **1 pimiento rojo**

- **AOVE**
- **Sal marina**
- **Orégano**
- **Comino**

Calentar una sartén con un poco de aceite de oliva.

Para preparar los espaguetis de calabacín se necesita un utensilio llamado espiralizador.

Cortar la punta del calabacín, introducir en el espiralizador y sacarle punta como si fuera un lápiz, dejando caer los espaguetis en la sartén. Mezclar de vez en cuando. También se podrían hacer crudos y mezclarlos con una salsa casera.

Repetir el proceso con las zanahorias. Si cuesta demasiado llegar hasta el final, cortar la mitad con el espiralizador y la otra mitad en trocitos.

Acompañar con la cebolla y el pimiento troceados. Aliñar con el aceite de oliva, salar y aderezar con comino. También se podría acompañar con un pesto de avellanas triturando un puñado de avellanas, 7-9 hojas de albahaca fresca y 3-4 cucharadas de AOVE.

> El espiralizador se vende en internet, ferreterías o tiendas especializadas en artilugios de cocina. El precio depende del modelo. Los hay en forma de cono o de reloj de arena para uso doméstico y otros más grandes para preparar cantidades mayores. También puedes usarlo para hacer espaguetis de pepino, muy ricos crudos.

(2 TUPPERS)

HUMUS VERDE

- **1 bote de garbanzos**
- **½ limón en zumo**
- **1 cucharada de pimentón dulce**
- **Especias al gusto**
- **½ cebolla pequeña**
- **1 diente de ajo**
- **2 cucharadas de semillas de sésamo**
- **3-4 cucharadas de AOVE**
- **Sal al gusto**
- **1-2 calabacines**
- **Un puñado de espinacas**
- **Un puñado de espárragos**

Triturar los garbanzos junto con el zumo de limón, el pimentón dulce y otras especias al gusto, por ejemplo, comino, pimienta y canela.

Agregar, la cebolla, el diente de ajo, el sésamo, el aceite de oliva y la sal . Ya tenemos listo el humus básico. Si queda muy espeso, añadir agua.

Para preparar el humus verde, añadir al humus básico ½ calabacín y, si no queda demasiado aguado, luego la otra mitad; si todavía queda espeso, añadir más calabacín. También se puede echar un puñado de espinacas o de espárragos para que quede más verde.

O ponerlos por separado para tener cada día un humus verde diferente.

> **Anímate a preparar humus de otros colores añadiendo al humus básico los siguientes ingredientes: 4 zanahorias para el humus naranja, 1 pimiento rojo escalibado para el humus rojo, y 1 berenjena asada para el humus gris.**

(2 TUPPERS)

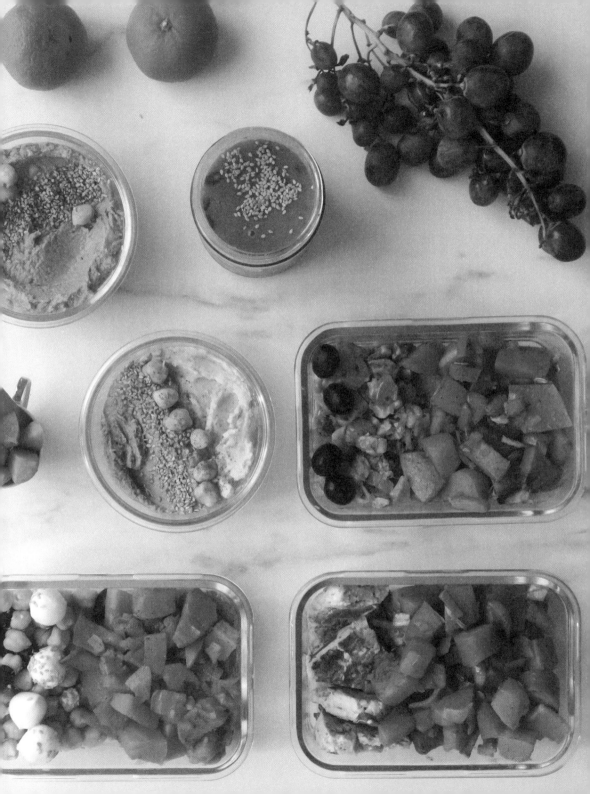

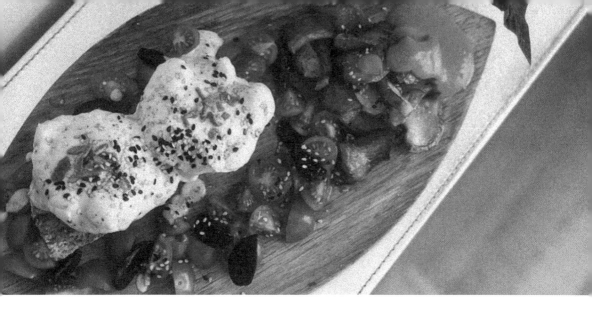

 # HUEVOS BENEDICT

- ◆ **2 rebanadas de pan integral**
- ◆ **2 huevos**
- ◆ **1 cucharadita de semillas de sésamo**
- ◆ **1 cucharadita de eneldo**
- ◆ **1 cucharadita de orégano**

PARA LA SALSA
- ◆ **1 vaso de bebida de soja**
- ◆ **½ vaso de AOVE**
- ◆ **½ aguacate**
- ◆ **½ limón**

PREPARACIÓN DE LOS HUEVOS POCHÉ

Usar un recipiente especial para huevos poché, que es reutilizable, o bien colocar papel film en una taza o en un cuenco pequeño, embadurnarlo con aceite de oliva y cascar el huevo dentro con cuidado de que no se rompa. Juntar los extremos del papel film, darle vueltas para formar un saquito con el huevo dentro y cerrar con un nudo. Calentar agua y, cuando rompa a hervir, sumergir los huevos. Cocer 4 minutos. Pasado este tiempo, pasarlos por agua fría para cortar la cocción.

PREPARACIÓN DE LA SALSA

Echar el aceite de oliva virgen extra, el aguacate y la bebida de soja en un vaso de túrmix. Triturar y añadir unas gotas de limón, hasta que monte.

Cuando el huevo y la salsa estén preparados, tostar el pan. Poner el huevo encima de la tostada y bañar con la salsa. Decorar con tomates cherry, semillas de sésamo y especias al gusto, como orégano, pimienta o eneldo.

(**2 TUPPERS**)

★ RISOTTO LILA

- ¼ de col lombarda
- 4 tacitas de arroz integral
- 2 cebollas moradas
- AOVE
- 5 espárragos
- 1 zanahoria
- 150 g de queso parmesano

Remojar durante toda la noche la col lombarda. Escurrir y reservar el agua. Hervir el arroz integral en el agua que tenemos reservada.

Sofreír las cebollas con la col lombarda durante 10-15 minutos. Pasar la mezcla al vaso de la batidora y triturar con un poco de aceite de oliva.

Saltear los espárragos y la zanahoria en una sartén o plancha limpia.

En la misma sartén en que hemos cocinado la cebolla y la col, echar el arroz en una sartén y cubrir con la salsa de col lombarda y cebolla.

Tirar por encima queso parmesano rallado o en trocitos y remover hasta que se deshaga. Mezclar bien y, por último, añadir los espárragos y la zanahoria.

(4 TUPPERS)

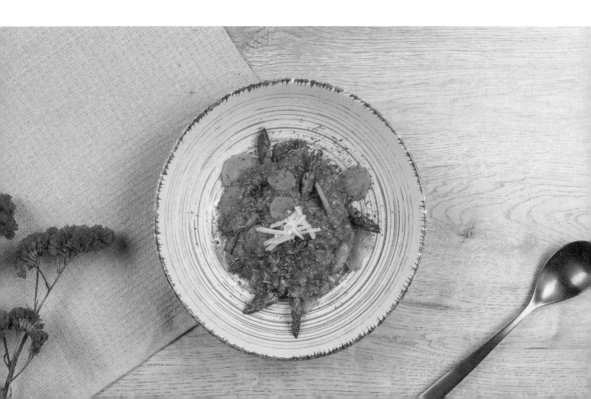

ENTRECOT AL GORGONZOLA

- ◆ **2 entrecots**
- ◆ **1 patata**
- ◆ **AOVE**
- ◆ **Orégano**
- ◆ **Pimienta**
- ◆ **Sal**
- ◆ **100 g de rúcula**

PARA LA SALSA

- ◆ **150 g de gorgonzola**
- ◆ **1 cebolla**
- ◆ **Leche de avena**

Precalentar el horno a 200 ºC.

Pelar y cortar la patata. Ponerla en una bandeja de horno con pimienta, aceite de oliva y orégano. Cocer durante 15 minutos aproximadamente.

PREPARACIÓN DE LA SALSA

Cortar la cebolla en juliana y saltear en una sartén a fuego lento. Pasados 10 minutos, echar el queso y añadir el vaso de avena para ayudar a deshacerlo.

Hacer los entrecots a la plancha, al punto de cocción que se desee.

Para emplatar, poner el entrecot en el centro, cubrir con la salsa y disponer alrededor las patatas y la rúcula. Decorar con semillas y salpimentar.

2 TUPPERS

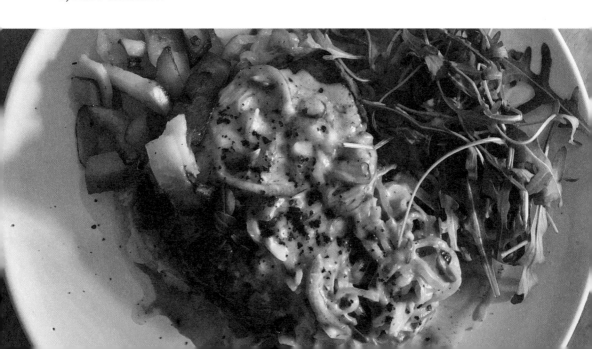

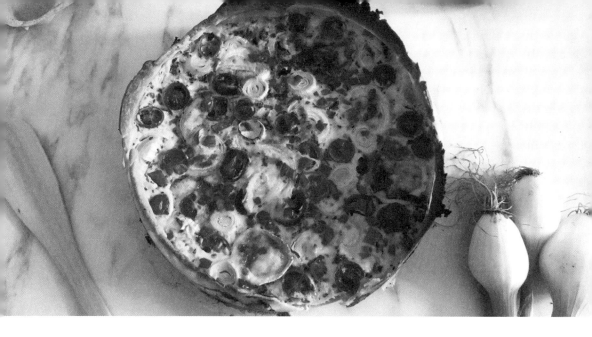

QUICHE LLENA DE COLOR Y SABOR

- 200 g de harina integral de espelta
- 1 vaso pequeño de agua (150 ml)
- 8 huevos
- 1 vaso de bebida vegetal de avena o coco
- 1 puerro
- 1 cebolla dulce
- 12 tomates cherry

- 1 pimiento verde
- ½ pimiento rojo
- Queso de cabra
- AOVE
- Orégano
- Sal
- Pimienta

Precalentar el horno a 200 ºC.

Poner la harina en un recipiente y añadir 1 huevo y el agua. Amasar con las manos. Si es necesario, añadir un poco más de agua.

Formar una bola con las manos untadas de aceite. Estirar la masa con un rodillo y colocarla en un molde sobre papel vegetal de manera que sobrepase las paredes.

Hornear 10 minutos. Sacar y reservar.

Batir enérgicamente los huevos restantes, junto con el vaso de bebida vegetal. Añadir los vegetales y el queso de cabra cortados en dados. Salpimentar.

Echar la mezcla en el molde con la masa. Hornear 30 minutos. Servir con orégano por encima. *Voilà!*

RAINBOW ESPAGUETIS SALAD

- 120-160 g de espaguetis integrales
- 2 calabacines
- 2 zanahorias
- 2 cucharadas de AOVE

PARA LA SALSA
- 1 cebolla
- 2 zanahorias grandes
- 1 o 2 tomates grandes
- ½ pimiento rojo

- 1 cucharada de AOVE
- Sal
- Orégano

PARA ACOMPAÑAR
- 1 puñado de nueces
- 2 huevos duros
- 3-4 filetes de caballa
- 1-2 pechugas de pollo

Para preparar los espaguetis de calabacín y zanahoria se necesita un espiralizador, utensilio que se puede adquirir en ferreterías, tiendas de artilugios de cocina o internet.

Hervir en abundante agua los espaguetis integrales.

Calentar el aceite de oliva en una sartén y echar directamente los espaguetis de calabacín y zanahoria a medida que los cortamos con el espiralizador. Dejar cocer unos 5 minutos y retirar.

PREPARACIÓN DE LA SALSA
Triturar todos los ingredientes de la salsa y calentarla en la sartén donde se han cocido los espaguetis de calabacín y zanahoria.

Servir los espaguetis integrales junto con los de calabacín y zanahoria, añadir la salsa y mezclar bien.

ACOMPAÑAMIENTO
Escoger un solo tipo de acompañamiento. De esta manera, un día puedes preparar una ensalada de pasta con huevo, otro día ensalada de pasta con caballa, otro con queso… y así siempre será diferente.

2 TUPPERS

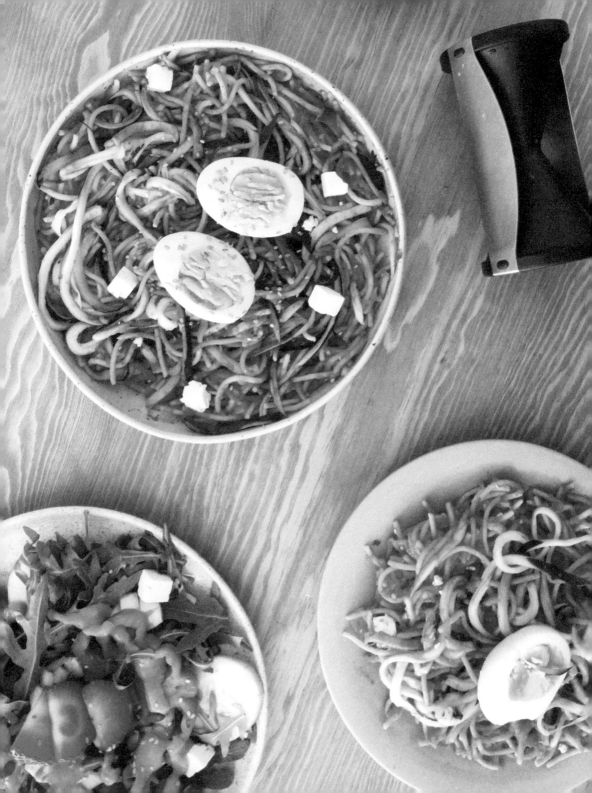

PIZZA Y BURGUERS PARA TODOS

- 100-150 g de harina integral de espelta o alforfón
- 4-8 cucharadas de AOVE
- 4-8 cucharadas de agua
- 1 huevo (opcional)
- ½ cebolla
- 1 zanahoria
- 1 calabacín
- Queso de cabra o feta
- Semillas variadas

PARA LA SALSA
- 1 zanahoria
- ½ cebolla

- 1 tomate
- 3 cucharadas de AOVE
- Orégano
- Sal

PARA LAS BURGUERS
- 1 bote de garbanzos
- 1 tomate fresco
- Queso de cabra (opcional)
- 2-3 cucharadas de semillas de sésamo y de calabaza
- 2 cucharadas de AOVE
- Sal y especias al gusto

PREPARACIÓN DE LA PIZZA

En un bol, mezclar la harina, el aceite, el agua y 1 huevo (opcional) con una pizca de orégano y sal. Amasar bien y corregir de harina o agua si es necesario. Tapar y dejar reposar 15 minutos.

Precalentar el horno a 180 ºC. Entretanto, preparar la salsa batiendo todos los ingredientes.

Estirar la masa con un rodillo entre 2 papeles de horno untados con aceite. Hornear 10-15 minutos, hasta que se dore un poco. Untar la salsa en la masa y hornear 5-10 minutos más.

Cortar la cebolla en tiras o daditos, rallar la zanahoria y cortar el calabacín en rodajas bien finas.

Disponer sobre la masa las hortalizas cortadas junto con queso de cabra o feta. Echar por en-

cima semillas variadas y hornear 15 minutos más, hasta que queden doradas.

PREPARACIÓN DE LAS BURGUERS

Chafar con un tenedor los garbanzos hasta que quede una masa espesa. Si es necesario, usar la batidora para agilizar el proceso.

Cortar el tomate en daditos y añadirlo a la mezcla con el queso de cabra troceado, las semillas de sésamo y calabaza, el aceite de oliva, la sal y las especias, como orégano y comino. Hacer bolitas con las manos y aplastarlas.

Disponer las burguers en una bandeja apta para el horno y dorar unos 10 minutos.

Acompañar con pan, ensalada, guacamole o la salsa que más te guste. ¡Innovación al poder!

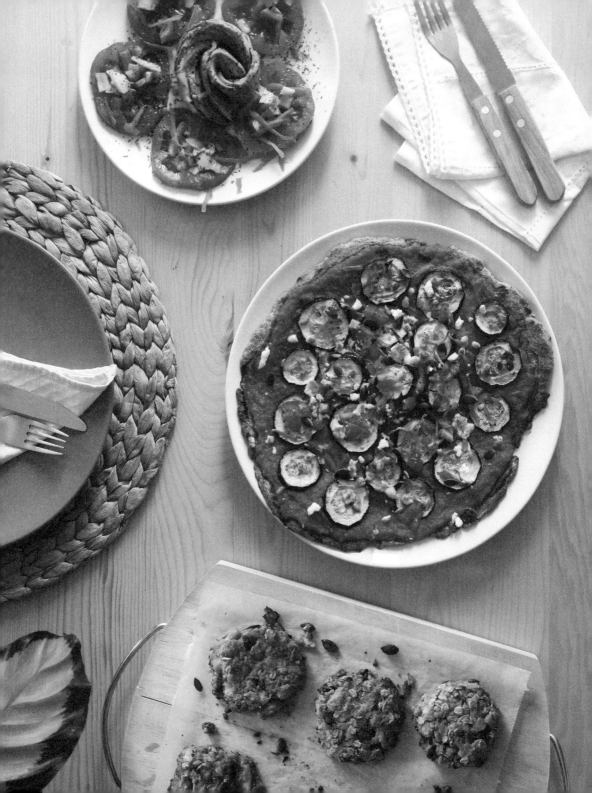

4
CENAS PARA DORMIR BIEN

¿QUÉ CENO HOY? GUIARSE POR EL **#LEMONSPLATO**

Tal vez sea una de las preguntas que más te hagas a lo largo de la semana, y la de más fácil solución si tienes a mano las recetas y combinaciones que te proponemos. No es necesario que la nevera esté a rebosar: con cuatro hortalizas y las opciones que verás a continuación tendrás la cena lista en 10 minutos.

A diferencia de la comida del mediodía, la cena tiene que ser de más fácil digestión, con platos más ligeros y menos abundantes. Sobre todo, debemos elegir alimentos que aporten vitaminas y minerales, es decir, los platos de nuestras cenas deben estar llenos de hortalizas. Cenar tubérculos como la patata o cereales como la pasta, que son ricos en carbohidratos, dependerá de la actividad física que hayamos hecho y de los requerimientos nutricionales.

También debemos tener en cuenta si hemos ingerido suficiente proteína a lo largo del día y, si no es así, añadir alimentos ricos en este importante macronutriente, ya que el «recambio celular» en el que entran en juego las proteínas que hemos ingerido durante el día se produce sobre todo durante la noche.

¿**CARBOHIDRATOS** POR LA NOCHE?

¡Sí! Pero siempre y cuando sean integrales y los acompañes con hortalizas y otros alimentos para que no aporten únicamente carbohidratos. Potencia los cereales integrales (arroz integral, quinoa), tubérculos, legumbres, frutos secos y semillas, y deja para ocasiones especiales los derivados o refinados como la pasta en todas sus formas (macarrones, espirales…), el pan, etc., que te aportarán una dosis más alta de azúcar en sangre.

Sobre todo sirve cantidades no excesivas y combinaciones nutritivas, como un salteado de hortalizas con 3 o 4 cucharadas de quinoa cocida; media ración de garbanzos con zanahoria, cebolla y tomate fresco, o un crep de trigo sarraceno con guacamole. Anímate a hacer calabaza, patata y berenjena al horno ¡y tendrás parte del tupper para mañana!

¿CENAR ÚNICAMENTE FRUTA, TOSTADAS O YOGUR?
¡DEPENDE!

Hay personas que ingieren proteína animal en todas las comidas, tipo embutido para desayunar, arroz con pollo para comer y pescado para cenar, y personas que se olvidan por completo de tomar proteína. A las primeras les convendría cenar solo fruta para, de este modo, darle un descanso a su sistema digestivo y aportar una dosis extra de vitaminas y fibra que ayudará a limpiar y a regular el tránsito intestinal. Por el contrario, las personas que durante el día no acostumbran a comer proteína, ya sea animal o vegetal, es posible que tengan un déficit de vitaminas y minerales. En concreto, si no se ingiere proteína animal (carne, pescado, huevo), puede haber un déficit de vitamina B_{12}, lo que se traduce en un cansancio prolongado o una caída de pelo repentina. Y si no se ingiere proteína vegetal (legumbres, frutos secos, semillas), puede haber un déficit de hierro, zinc, magnesio y otros minerales que no se encuentran ni en la fruta, ni en el yogur ni en las tostadas.

Cenar únicamente fruta o yogur es una buena opción si, por ejemplo, has tenido una comilona familiar de domingo y por la noche solo te apetece una mandarina o un yogur de cabra. Pero no debe convertirse en costumbre. Es más saludable tomar un plato de verduras y hortalizas de temporada con los acompañamientos que hemos visto. Y si te apetece una fruta de postre, adelante; la fruta es mucho mejor que cualquier producto procesado.

ALGUNOS EJEMPLOS DE CENAS LIGERAS

Salteado de verano con ½ bote de garbanzos

Hortalizas al horno con caballa en conserva

Creps de trigo sarraceno con guacamole

Tortilla de espárragos y cebolla

Salteado de invierno con pechuga de pollo

Judías verdes con patatas, cebolla y zanahoria

PASOS PARA UNA **CENA PERFECTA** Y ADAPTADA A TU ALIMENTACIÓN

1. Opta por un primero lleno de color con hortalizas de temporada: prepáralas hervidas, al vapor, salteadas, al horno, en cremas o en sopas. Cada hortaliza es rica en algún tipo de vitamina o mineral, indispensables para mantener sanos el pelo, la piel o la vista, así como para prevenir enfermedades, eliminar toxinas, ayudar a regular el tránsito intestinal…

2. Una vez tengas la base de hortalizas, escoge un alimento rico en proteínas que no hayas ingerido en la comida. Por ejemplo, si has comido carne, acompaña las hortalizas con huevo.

3. Añade la base de carbohidratos dependiendo de tus necesidades, aliña con grasas saludables, sal y especias al gusto.

• **Carne**: elige una carne magra (pollo, pavo o conejo), ya que son de más rápida digestión. Reserva la carne roja para la comida y el embutido para ocasiones esporádicas.

• **Pescado**: escoge un pescado blanco (rape, merluza, lenguado o gallo) y deja el azul para la comida (caballa, anchoas, melva y sardinas). El blanco acostumbra a digerirse mejor que el azul, aunque depende de la capacidad digestiva de cada persona.

• **Huevo**: uno o dos, dependerá también de la capacidad digestiva de cada persona. Es posible que te comas dos sin ningún problema o que tengas suficiente con uno; averígualo.

• **Legumbres**: al ser un alimento de difícil digestión, es aconsejable tomar poca cantidad y acompañarlas con limón, vinagre o comino para digerirlas mejor.

• **Cereales**: los más proteicos son la quinoa y el trigo sarraceno, que puedes consumir en forma de creps para agilizar el proceso de cocinar.

• **Frutos secos y semillas**: aportan una buena cantidad de grasa saludable, pero también pequeñas cantidades de proteína. Son perfectos para completar el plato.

RECETAS

SOPAS DE INVIERNO «ANTIRRESFRIADO»

- 1 patata
- 2 cebollas
- 2 zanahorias
- 2-3 ramitas de apio
- 1 diente de ajo

- AOVE
- 1 cucharadita de pimienta
- 1 cucharadita de cúrcuma
- 1 huevo

Cortar y pelar la patata y ponerla a hervir en un cazo con 3 vasos de agua. Entretanto, cortar y pelar las hortalizas y añadirlas a la patata cuando el agua hierva. Cocer unos 10 minutos.

Echar las especias. Servir la sopa en un bol con 2 o 3 cucharadas de aceite, sal y cascar un huevo dentro. Si se prefiere, triturar todo.

Añade ajo y cebolla a cualquier plato. Son unas hortalizas excelentes para fortalecer tu sistema inmune y al ser ricas en flavonoides son las más antioxidantes y protectoras frente a enfermedades.

> El apio es de las hortalizas más diuréticas por su contenido en potasio y sodio. Además, es antiinflamatorio y rico en fibra.

SOPA DE PRIMAVERA

- 2 puerros
- 1 cebolla
- 2 manzanas
- 1 calabacín

- 1 vaso de bebida vegetal (avena o almendras)
- AOVE

Lavar y cortar los puerros, la cebolla, las manzanas y el calabacín. Hervir durante 10 minutos.

Quitar un poco de agua, añadir la bebida vegetal, aceite y sal al gusto, triturarlo todo y… ¡a disfrutar!

NUGGETS DE BRÓCOLI

- 1 brócoli
- 8 cucharadas de AOVE
- ½ cucharadita de comino
- ½ cucharadita de pimienta
- ½ cucharadita de jengibre
- ½ cucharadita de canela
- Una pizca de sal
- Otras especias al gusto (opcional)

Precalentar el horno a 180 ºC.

Poner el aceite de oliva en un bol con las especias. Cortar el tronco del brócoli en trozos pequeños y echarlos en el bol. Desmenuzar los árboles del brócoli y añadirlos al bol. Mezclar bien para que todo el brócoli quede bañado con la salsa.

Distribuir la mezcla sobre una bandeja de horno con papel encerado. Hornear unos 10 minutos a 180 ºC o hasta que esté un poco dorado.

Servir acompañado de alimentos ricos en proteínas.

> La coliflor y el brócoli son crucíferas que destacan por su alto contenido en vitamina C y calcio, también en fósforo, potasio y magnesio. Para que no se pierda la vitamina C, se aconseja cocinarlos a bajas temperaturas o al vapor durante poco tiempo (5-10 minutos) y comerlos con el tronco entero, donde se encuentra el calcio. Su fibra insoluble mejora el tránsito intestinal y evita el estreñimiento.

(2 TUPPERS)

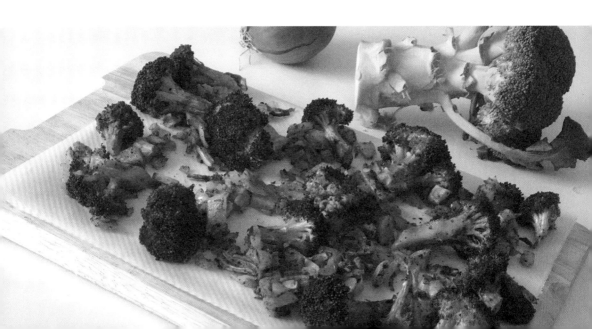

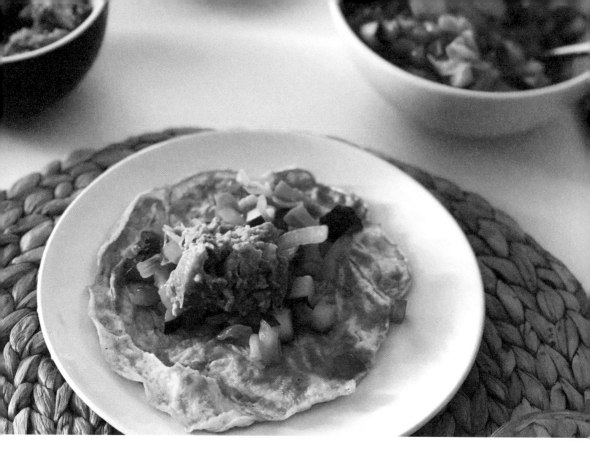

CREP DE HUEVO CON SALTEADO EXPRÉS

+ **4 huevos**
+ **AOVE**

+ **Sal**
+ **Especias al gusto**

Batir 1 huevo en un bol junto con una pizca de sal y especias al gusto.

Calentar una sartén pequeña-mediana con un poco de aceite de oliva virgen. Cuando esté caliente, echar el huevo batido y esparcir hasta cubrir toda la superficie. Dejar que cuaje y dar la vuelta. Repetir el proceso tantas veces

como creps se quiera preparar; saldrá un crep por huevo, dependiendo del diámetro de la sartén.

El crep se puede **acompañar con guacamole o también se puede hacer pico de gallo, ceviche u otras bases de hortalizas** ¡y ya tenemos lista una cena deliciosa, saludable y ligera!

COLIRROZ A LA CUBANA

- 1 coliflor entera (300-350 g)
- 1 bote de tomate natural en conserva o 2 tomates frescos
- 1 zanahoria
- 3-4 cucharadas de AOVE
- 2 cucharadas de comino
- Una pizca de sal
- 2-4 huevos ecológicos (código 0)

Cortar la coliflor en trozos medianos, ponerla en una olla con abundante agua y hervir durante 15 minutos.

Calentar una sartén a fuego bajo con un chorrito de aceite. Cuando la coliflor esté hecha, escurrirla, echarla en la sartén y desmenuzarla hasta que quede como si fuera arroz. Retirar y servir 2-3 cucharones en un plato, guardar el resto para otro día.

Para la salsa, batir el tomate con una zanahoria cruda pelada (para reducir la acidez del tomate), el aceite de oliva, una pizca de sal y el comino. Pasar la salsa de tomate por la sartén o servirla cruda cubriendo la coliflor.

Para hacer los «huevos fritos», echar un chorro de aceite en la sartén donde se ha desmenuzado la coliflor y, cuando esté muy caliente, cascar dentro el huevo. Tapar y dejar que la clara cuaje; la yema quedará cruda. Con este sencillo truco apenas usarás aceite y evitarás malgastarlo y hacer fritos con aceites de mala calidad.

Servir el huevo sobre la salsa de tomate y… a chuparse los dedos con esta receta sencilla, saludable y exquisita.

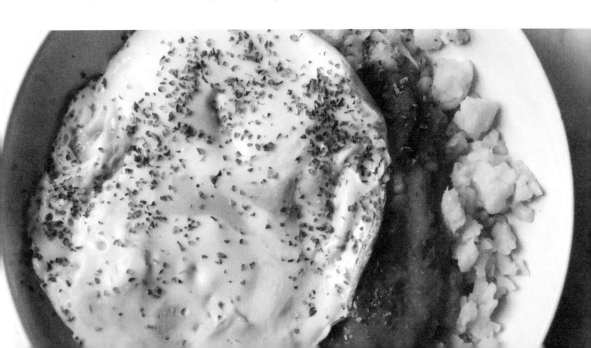

CALABAZA AL HORNO RELLENA DE HUEVO NO-FRITO

- 1 calabaza
- 2-4 huevos
- AOVE
- Comino
- Pimienta
- Jengibre
- Canela
- Sal
- Otras especias al gusto

Precalentar el horno a 180 ºC.

Pelar la calabaza y cortarla en rodajas del grosor de un dedo. Debe haber tantas rodajas con agujero en el centro como huevos; si no las hay, agujerear las necesarias con un cuchillo y cortar las restantes en daditos.

Disponer todos los trozos en una bandeja apta para el horno. Aliñar con aceite de oliva virgen, sal y aderezar con las especias. Hornear unos 10 minutos.

Abrir el horno y cascar un huevo en el agujero, en cada una de las rodajas de calabaza. Hor-

near 10 minutos más o hasta que la clara esté cuajada.

Servir junto con orégano, sal y otras especias al gusto como plato único.

La calabaza ayuda a combatir los radicales libres y a mantener en buen estado la piel, el cabello y la visión.

(2 TUPPERS)

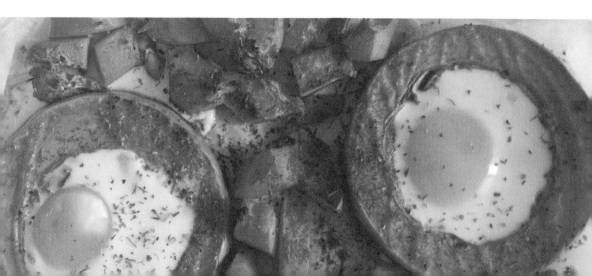

⭐ PIZZA DE BERENJENA CON HUEVOS ESTRELLADOS

PARA LAS PIZZAS DE BERENJENA
• **2 berenjenas**
• **3 tomates maduros**
• **2 zanahorias**
• **½ cebolla**
• **1 diente de ajo**
• **3-4 cucharadas de AOVE**
• **Queso de cabra**
• **Olivas sin hueso al gusto**
• **Orégano**
• **Albahaca fresca**

PARA LOS HUEVOS ESTRELLADOS
• **Huevos**
• **2 patatas**
• **2 calabacines**
• **1 berenjena o ½ calabaza**
• **1 cucharada de AOVE**

PREPARACIÓN DE LA PIZZA
Precalentar el horno a 180 ºC.

Cortar las berenjenas en láminas y espolvorearlas con un poco de sal por los dos lados. 10 minutos después, lavarlas y secarlas.

Colocar las láminas en una bandeja de horno y barnizar con un poco de aceite de oliva. Hornear 15 minutos.

Mientras las berenjenas están en el horno, batir 2 tomates, las zanahorias, la cebolla y el diente ajo junto con el aceite de oliva.

Cuando las berenjenas estén hechas, cubrir las láminas con la salsa anterior y poner encima queso de cabra, olivas y tomate en rodajas (o las hortalizas que más te gusten). Aderezar con orégano y hornear 15 minutos más.

Servir con albahaca fresca y a disfrutar.

PREPARACIÓN DE LOS HUEVOS ESTRELLADOS
Precalentar el horno a 200 ºC.

Cortar las patatas en dados, ponerlas en una bandeja apta para el horno, aliñar con aceite de oliva y hornear a 200 ºC unos 20 minutos.

Cortar en dados los calabacines y la berenjena (o calabaza) y añadirlos a la bandeja. Aderezar con orégano, pimienta y otras especias como tomillo o eneldo. Hornear unos 25 minutos, hasta que estén bien doradas y blandas.

Echar el aceite de oliva en una sartén, esparcir y, cuando esté caliente, cascar dentro 1 huevo. Tapar y retirar cuando la clara haya cuajado.

A la hora de servir, poner las patatas, el calabacín y la berenjena en un bol y los huevos encima. Si quieres, date un capricho y acompáñalos con jamón serrano.

GAZPACHO, ENSALADA DE AGUACATE CON VINAGRETA Y PIRULETAS DE TOMATE

PARA EL GAZPACHO
- 4 tomates
- 1 pepino
- 1 cebolla
- 1 diente de ajo
- 1 pimiento rojo o verde
- ½ limón en zumo
- 1 cucharada de sal
- 10 cucharadas de AOVE
- 3 cucharadas de vinagre de manzana
- 500 ml de agua
- Sandía u otra fruta de temporada (opcional)

PARA LA ENSALADA
- 2 tomates
- 2 aguacates
- 2 cebollas
- AOVE
- Sal
- Pimienta
- Orégano
- Albahaca
- Comino

PARA LAS PIRULETAS
- Pinchos de bambú
- Tomates cherry
- Mozzarella fresca
- Olivas negras sin hueso
- Albahaca fresca

PREPARACIÓN DEL GAZPACHO
Triturar todos los ingredientes y servir.

Si se prepara con una batidora americana, cortar las hortalizas y poner primero las más líquidas: tomates, pepino pelado, cebolla, diente de ajo, pimiento (reservar ¼ para unas crudités), limón, aceite de oliva y sal. Añadir vinagre al gusto. Si queda muy espeso, añadir agua poco a poco hasta que quede al gusto.

Si se le quiere dar un toque especial, añadir fruta de temporada como por ejemplo sandía.

Cortar el pimiento restante en daditos para echarlos por encima una vez servido.

PREPARACIÓN DE LA ENSALADA
Cubrir el plato con un lecho de tomate en rodajas. Aliñar con aceite y sal al gusto.

Pelar y cortar en tiras las cebollas y los aguacates, y ponerlas encima del tomate. Volver a aliñar y aderezar con las especias.

PREPARACIÓN DE LAS PIRULETAS
Cortar la mozzarella en dados.

Ensartar en un palillo un tomate, un dado de queso, una aceituna (entera o media) y una hoja de albahaca. Repetir el proceso hasta obtener tantas brochetas como al menos el doble de comensales ¡o el cuádruple!

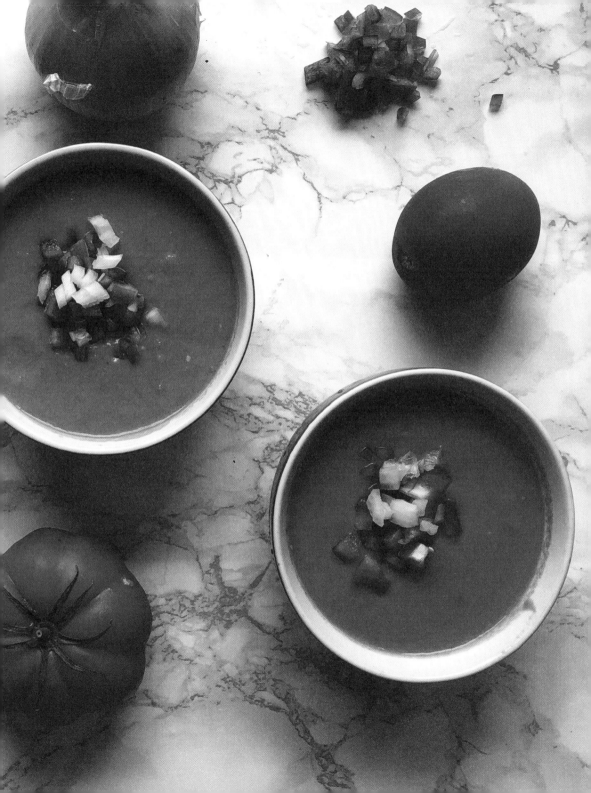

⭐ CREPS CON CEVICHE DE GAMBAS Y GUACAMOLE

PARA LOS CREPS
- 2 tacitas de trigo sarraceno o harina de espelta
- 2 huevos
- AOVE
- 1 cucharada de orégano
- Sal

PARA EL CEVICHE
- 1 cebolla morada
- 3 limones en zumo
- 1 pimiento rojo
- 1 diente de ajo
- Cilantro fresco

- 350 g de gambas
- Guindilla al gusto
- AOVE
- Sal

PARA EL GUACAMOLE
- 1 aguacate
- 1 cucharada de zumo de limón
- 2 cucharadas de AOVE
- Sal
- Comino
- ½ cebolla
- 1 tomate

PREPARACIÓN DE LOS CREPS
Dejar el trigo sarraceno en remojo toda la noche o un mínimo de 4 horas. Batirlo junto con los huevos, el orégano y una pizca de sal.

Calentar una sartén con un poco de aceite, echar 2-3 cucharadas de la masa y esparcir con una espátula para que quede fina. Dejar cocer y dar la vuelta. Repetir el proceso hasta acabar la masa.

PREPARACIÓN DEL CEVICHE DE GAMBAS
Poner el zumo de limón en una fuente. Pelar y cortar la cebolla en tiras finas o daditos y agregarla al zumo.

Pelar y trocear un diente de ajo, echarlo en una sartén con el aceite de oliva y saltear breve-

mente. Añadir una o dos guindillas (opcional) y las gambas. Saltear 10 minutos a fuego lento.

Entretanto, cortar en daditos el pimiento rojo y añadirlo a la cebolla con cilantro y sal al gusto. Retirar las guindillas de la sartén, volcar las gambas en la fuente y mezclar.

PREPARACIÓN DEL GUACAMOLE
Cortar el aguacate por la mitad, retirar el hueso y chafar la pulpa en un bol. Añadir el zumo de limón, el aceite, una pizca de sal y el comino u otras especias al gusto. Trocear bien pequeños la cebolla y el tomate y mezclarlos con el aguacate.

Rellenar los creps con 2 o 3 cucharadas del ceviche y 1 de guacamole, o servir por separado.

⭐ HUEVOS RELLENOS CON SALTEADO DE CEBOLLA Y SETAS

- **9 huevos grandes (código 0 o 1)**
- **1 cebolla grande**
- **2 dientes de ajo**
- **250 g de champiñones**
- **Perejil**

PARA LA MAYONESA

- **2 huevos**
- **AOVE**
- **1 limón**

Hervir los huevos unos 12 minutos para que queden duros. Pelarlos y partirlos por la mitad longitudinalmente. Retirar las yemas y reservar.

Preparar una mayonesa casera batiendo el huevo con un poco de aceite. Si se corta, añadir otro huevo. Añadir unas gotas de limón (opcional).

Saltear los champiñones junto con la cebolla y el ajo troceados bien pequeños.

Poner en un bol 4 cucharadas de mayonesa, las yemas (reservar una) y los champiñones salteados. Batir hasta que quede una textura homogénea.

Rellenar las claras con la pasta de champiñones.

Picar el perejil, trocear la yema reservada, y espolvorear todo junto por encima.

★ AGUACATE ROLL CON TATAKI DE SALMÓN CON CARAMELO DE SOJA

PARA EL AGUACATE ROLL

- 1 aguacate
- ½ tomate de ensalada
- ½ cebolla morada
- 10 ajos negros
- ½ pepino
- 2 lonchas de jamón ibérico
- 1 limón
- 1 guindilla
- 1 cucharada de miel
- 2 cucharadas de AOVE
- Sal y pimienta

PARA LA CEBOLLA CARAMELIZADA

- AOVE
- 2 cebollas moradas
- 1 vaso de salsa de soja

PARA EL TATAKI DE SALMÓN

- AOVE
- 1 filete de salmón previamente congelado
- Semillas de sésamo
- Especias para decorar

PREPARACIÓN DEL AGUACATE ROLL

Cortar en daditos el tomate, la cebolla, el pepino y 8 ajos negros. Aderezar con la guindilla muy picada, la ralladura y el zumo del limón, miel, aceite, sal y pimienta. Mezclar y reservar.

Poner las lonchas de jamón en el microondas 2 minutos a máxima potencia para que quede crujiente. Desmenuzar y reservar.

Cortar el ajo negro sobrante en dados.

Cortar el aguacate por la mitad longitudinalmente, retirar el hueso, cortar la pulpa en tiras finas y disponer bien juntas.

Poner el relleno sobre las tiras y enrollar a modo de canelón. Servir en un plato grande y decorar con el jamón desmenuzado, el ajo negro y el jugo segregado por la mezcla de hortalizas.

PARA LA CAMA DE CEBOLLA CARAMELIZADA

Cortar las cebollas en juliana y pocharlas a fuego lento y tapadas durante 15 minutos, removiendo de vez en cuando. Añadir el vaso de salsa de soja y cocer tapado otros 15 minutos.

PARA EL TATAKI

Embadurnar el salmón en una fina capa de aceite de oliva. Calentar una sartén o plancha con un chorrito de aceite. Cuando esté bien caliente, poner el filete y dar la vuelta cada 45 segundos. Comprobar que las paredes del salmón están hechas y retirar. Rebozar el filete en semillas de sésamo.

Cubrir el plato con un lecho de la cebolla caramelizada y disponer encima el salmón cortado en rodajas. Sazonar al gusto. *Magnifique!*

CREPS MARISCAS

PARA EL RELLENO
- **300 g de gambas**
- **1 cebolla**
- **1 tomate**
- **1 zanahoria**
- **2 aguacates**
- **AOVE**

PARA LOS CREPS
- **1 vaso de bebida de avena**
- **2 vasos de harina integral de espelta**
- **1 huevo**
- **AOVE**

Hacer las gambas a la plancha.

Cortar la cebolla, el tomate y la zanahoria en dados pequeños y saltear en aceite de oliva virgen extra.

Mientras tanto, pelar las gambas y separar las cabezas y las cáscaras por un lado y las colas peladas por otro.

Machacar las cáscaras, extraer el jugo y, una vez colado, echarlo en el salteado.

Mezclar el salteado con el jugo de las gambas, las colas y el aguacate troceado y reservar.

Para preparar los creps, mezclar la harina, la bebida de avena y el huevo. Untar una sartén pequeña con un poco de aceite y calentar. Verter un cacillo de la mezcla en el centro de la sartén y esparcir con una cuchara o espátula. Esperar a que se cueza y dar la vuelta. Repetir el proceso hasta que se acabe la masa. Saldrán unos 4 o 5 creps.

Poner el relleno en el centro del crep y enrollar como un canelón, o como si fuera un taco o... ¡como prefieras!

⭐ ENSALADA ESTRELLA MICHELÍN CON AIRE DE LIMÓN

PARA LA CREMA DE BERENJENA
- 1 berenjena
- 1 limón
- 1 diente de ajo
- 1 cucharadita de tahín
- AOVE

PARA EL AIRE DE LIMÓN
- 2 limones
- Lecitina de soja

- Agua
- Miel o azúcar

PARA LA ENSALADA
- ½ aguacate
- 1 caqui
- 1 racimo de uvas tintas

PREPARACIÓN DE LA CREMA DE BERENJENA

Cortar la berenjena en láminas, espolvorear con sal y dejarla reposar 10 minutos para que desprenda los jugos y pierda el amargor.

Pasar un agua y escurrir la berenjena. Cortarla en dados. Saltearla unos 10 minutos o bien hacerla al horno 15 minutos a 180 °C.

Batir junto con el resto de los ingredientes hasta que quede una textura cremosa.

PREPARACIÓN DEL AIRE DE LIMÓN

Exprimir los limones y colar el zumo. Añadir tanta agua como zumo de limón se haya obtenido (doblar su volumen). Por cada 300 ml de limón con agua, echar 1 cucharada de miel o azúcar integral de caña y 2 g de lecitina de soja. Batir con un túrmix para que la lecitina interactúe con la limonada y forme el aire de limón.

PARA LA ENSALADA

Cortar las uvas en cuartos y el aguacate y el caqui en rodajas finas.

Para emplatar, esparcir un par de cucharadas generosas de la crema de berenjena, colocar el aguacate bien posicionado cerca de la crema, y el caqui y las uvas bien separadas.

Servir el aire de limón por encima. Visualizar, apreciar, mezclarlo todo… ¡y a disfrutar!

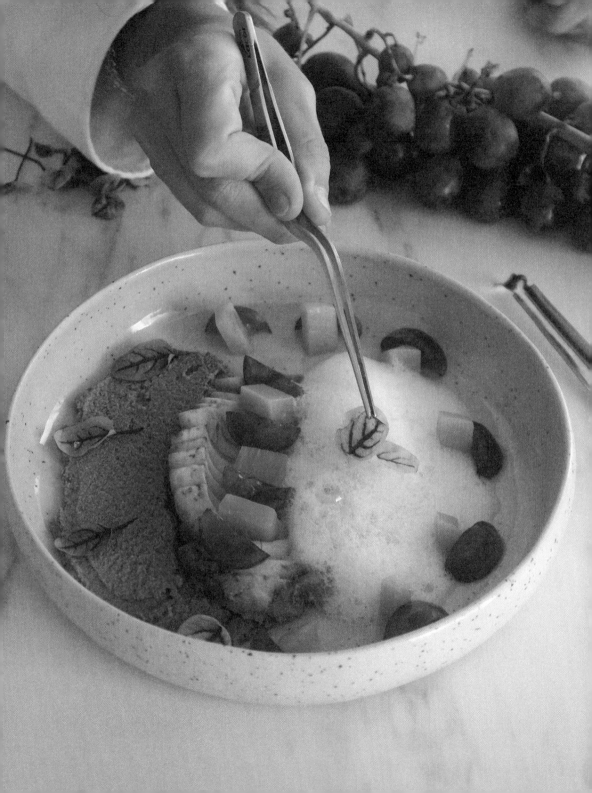

CANELONES DE BERENJENA

PARA EL RELLENO

- 1 cebolla
- 300 g de champiñones, boletus o mezcla
- Salsa de tomate casera
- AOVE

PARA LA SALSA

- Tres puñados de anacardos
- 1 vaso de bebida vegetal de soja
- 2 vasos de AOVE
- ½ limón

PARA LA «PASTA»

- 1 berenjena

PREPARACIÓN DEL RELLENO

Pelar y cortar la cebolla muy pequeña. Saltearla con aceite de oliva (para agilizar el proceso añadir agua).

Cuando la cebolla esté transparente, añadir el tomate triturado o salsa de tomate. Cocer 15 minutos, hasta que la cebolla esté dorada.

Echar las setas, bien limpias y cortadas en daditos lo más pequeños posible.

Esperar hasta que se evapore el agua de las setas y tapar.

PREPARACIÓN DE LA SALSA

Poner en el vaso de la batidora la bebida vegetal de soja y el aceite. Triturar.

Añadir unas gotitas de limón, hasta que monte. Echar los anacardos y volver a triturar.

PREPARACIÓN DE LA «PASTA» DE CANELONES

Pelar la berenjena y cortarla en láminas finas. Pasarlas por la sartén con un poco de aceite de oliva y sal.

Disponer las láminas una al lado de la otra sobreponiéndolas ligeramente (el ancho marcará la longitud del canelón). Poner el relleno en el centro, enrollar la berenjena por uno de los extremos y con la ayuda de un cuchillo o espátula dar la vuelta.

Cubrir con la cantidad de salsa que nos apetezca.

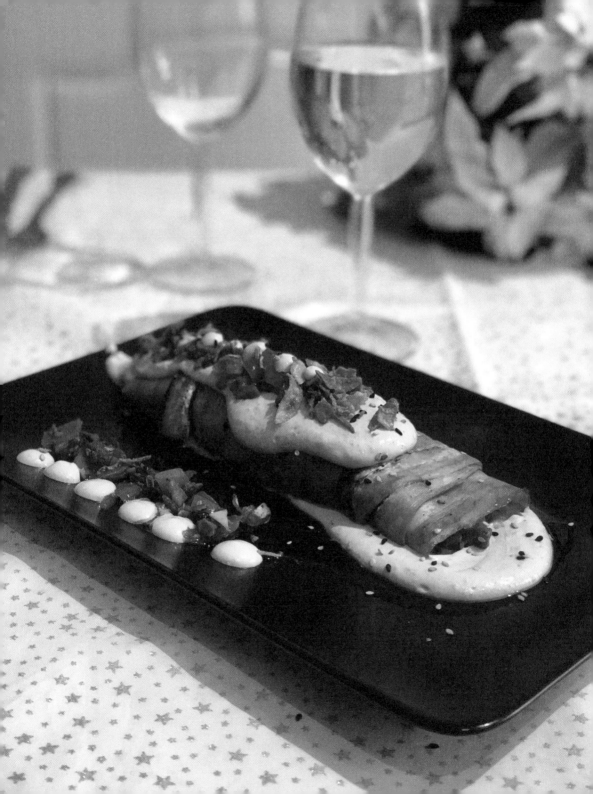

★ ROLLITOS VIETNAMITAS

- 2 guindillas
- 5 cucharadas de AOVE
- 6 onzas (170 g) de pasta de arroz
- 1 cebolla morada
- 1 pepino
- 2 zanahorias
- 1 pimiento verde
- ½ pimiento rojo
- 250 g de espinacas o rúcula
- 2 cucharadas de crema de cacahuete
- 3 cucharadas de salsa de soja

En un mortero, machacar bien las guindillas, añadir el aceite de oliva y mezclar bien.

Cortar la cebolla y el pepino en tiras y dejarlos macerar con el aceite de guindilla.

Cortar las zanahorias y los pimientos en tiras finas. Reservar.

Poner la pasta de arroz en un cuenco con agua fría y dejar reposar 1 minuto.

Una vez esté blanda y flexible, estirar en una superficie plana y poner encima las verduras maceradas y cortadas en tiras junto con las es-pinacas o rúcula al gusto. Enrollar la pasta de arroz como si se tratara de un burrito.

Cortar los rollitos para una presentación más vistosa.

Si se quiere dar al plato un toque tailandés, mezclar la crema de cacahuete con la salsa de soja para mojar los rollitos en ella.

Acompañar con una ensalada al gusto. Por ejemplo, con aguacate, tomates cherry, rúcula, zanahoria y otras hortalizas. Aliñar con limón, aceite de oliva virgen extra y una pizca de sal.

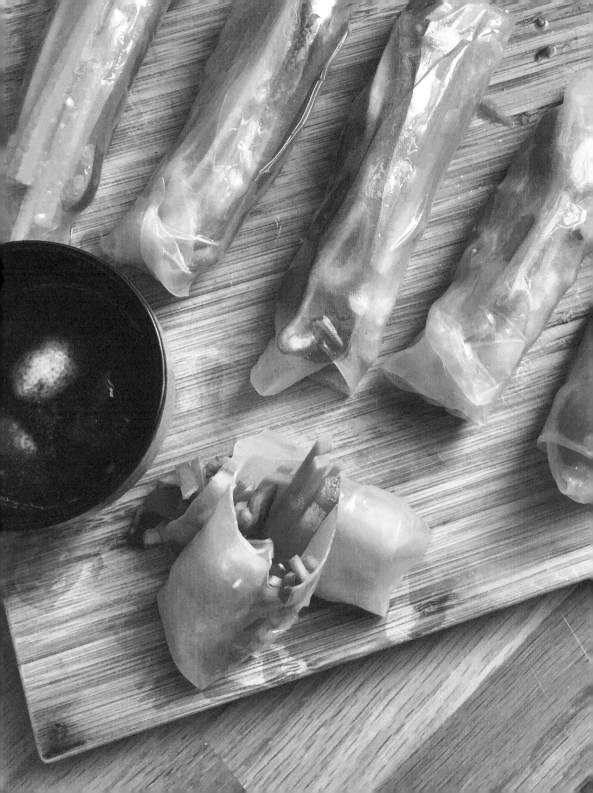

TATÍN DE CEBOLLA Y MANZANA AL PESTO

PARA LA MASA
- 200 g de harina integral de espelta
- 1 huevo
- 1 vasito de agua

PARA EL RELLENO
- 2 cebollas
- 2 manzanas
- 1 cucharada de panela o azúcar integral de caña

- AOVE
- 1 vasito de agua

PARA EL PESTO
- 50 g de albahaca fresca
- Un puñado de nueces
- AOVE

PREPARACIÓN DE LA MASA
Precalentar el horno a 200 ºC.

Mezclar la harina con el huevo y el agua y amasar con las manos hasta que obtengamos una masa que se pueda moldear. Añadir más agua si queda seco.

Formar una bola y estirar con un rodillo. Meterla en un molde pequeño (se recomienda que la masa sobrepase las paredes del molde). Pinchar varias veces con un palillo para que la masa respire y no se hinche. Hornear 10 minutos. Sacar y reservar.

PREPARACIÓN DEL RELLENO
Hornear durante 15 minutos las manzanas peladas y descorazonadas. Retirar y cortarlas en forma de medias lunas.

Pelar y cortar las cebollas en juliana. Echarlas en una sartén con aceite de oliva y dejar cocer a fuego lento. Pasados 10 minutos, añadir la panela y el vasito de agua. Remover y tapar.

Dejar caramelizar durante 10 minutos.

Batir los ingredientes del pesto.

Sacar la masa del molde y aliñar con el pesto. Cubrir con la cebolla caramelizada y disponer las medias lunas de manzana encima como en la clásica tarta tatín.

Degustar el contraste entre dulce y salado.

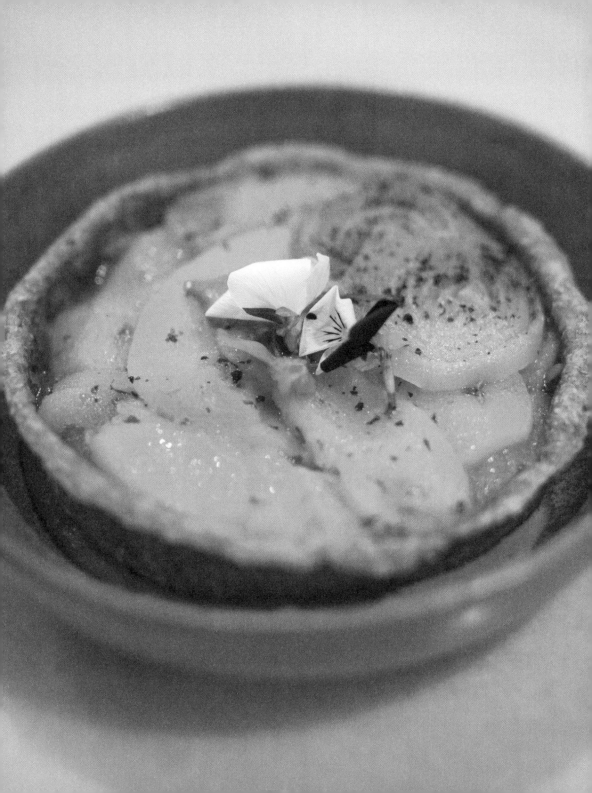

5

SNACKS PARA CUALQUIER HORA

¿QUÉ COMER **ENTRE HORAS**?

Para saber qué podemos tomar entre horas, habrá que ver qué hemos desayunado o comido. Si hemos desayunado unas tostadas o un bocadillo, para no volver a tomar pan potenciaremos la fruta o las combinaciones de frutos secos y yogur, por ejemplo.

Si solo hemos tomado una fruta al salir de casa, será conveniente llevarnos un buen bocadillo o alguna combinación de bowls para tomar a media mañana.

Si hemos desayunado, por ejemplo, pancakes, tortilla, etc., elegiremos algo más suave, como fruta o infusiones. La clave es escuchar qué nos pide nuestro organismo, ir preparados y variar.

Además, recuerda que no es necesario tomar 5 comidas al día; los tentempiés dependerán de lo que hayas comido y de si tienes hambre o no a media mañana o media tarde. Si no tienes hambre entre horas, tu mejor aliado son las infusiones y, para matar el gusanillo, ¡la fruta!

SÉ CONSCIENTE DE LO QUE COMES

Picar galletas o frutos secos sin ser consciente de la cantidad que comes no te permite conectar con la comida y, como no te das cuenta de lo que coges, acabas comiendo de más. Para evitarlo, pon lo que quieras comer en un plato o en un bol. De esta manera visualizarás qué vas a comer y si es poco o demasiado.

SI TIENES MUCHA HAMBRE ENTRE HORAS

Uno de los motivos puede ser que la anterior comida haya sido de baja densidad nutricional y tu organismo te esté pidiendo nutrientes. Por ejemplo, una tostada con mantequilla o un plato de pasta blanca con tomate no alimenta como un desayuno o una comida completa. En ese caso opta por combinaciones más abundantes, como un bowl o incluso unos creps dulces o salados como los que encontrarás en este libro ¡y ya verás! Sin embargo, si has comido como siempre y ves que llegas a la siguiente comida con mucha hambre, también puede ser debido a la ansiedad o al hambre emocional. En este caso lo mejor es relajarse, tomar una infusión con calma y, si el hambre persiste, elegir una de las combinaciones nutritivas que te proponemos a base de comida real.

SI NO TIENES DEMASIADA HAMBRE ENTRE HORAS

Si llegamos a media mañana o media tarde y no tenemos demasiada hambre, a veces con una simple infusión y, por ejemplo, una pieza de fru-ta, un puñado de frutos secos o un trozo de chocolate negro (85-100 % cacao) es suficiente para aguantar hasta la siguiente comida.

EMPIEZA LA MEDIA MAÑANA O MERIENDA CON UNA INFUSIÓN

Para que cualquier snack te sacie todavía más, tómate antes una infusión de varias hierbas y especias refrescantes como la menta, la cane-la, el jengibre… Hay muchas combinaciones que se venden ya preparadas en supermerca-dos. También puedes ir a un herbolario o a una casa de dietética y escoger tú mismo la mezcla que más te guste o dejarte aconsejar por los profesionales.

SNACKS PARA TOMAR EN CASA

Tomar snacks en casa puede ser positivo porque te permite escoger qué quieres co-mer. Pero por otro lado es peligroso porque al llegar a casa con hambre puede que te dé

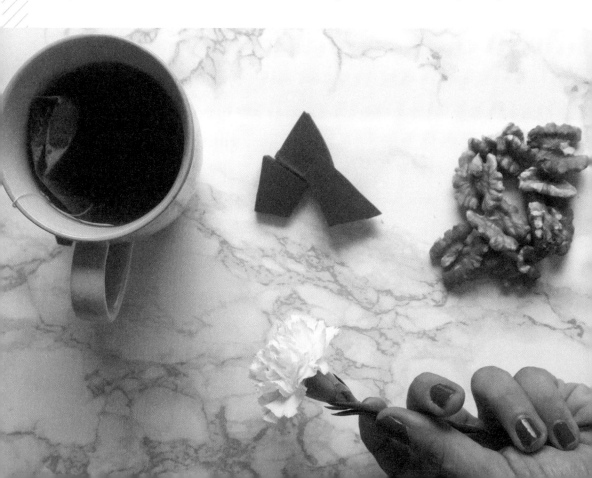

por picar lo primero que encuentres sin ser consciente de lo que comes, cegado por el hambre emocional, que se junta con la ansiedad.

Para no ir a la despensa o empezar a abrir los armarios y coger lo primero que veamos (galletas, cereales de desayuno, bollería, chuches, etc.), primero hay que evitar comprar esos productos; así nos olvidaremos de los ultraprocesados, que no son nada saludables y pueden crear adicción, lo que hace que comamos mucho sin alimentarnos nada. Es preferible que te prepares una de las combinaciones que te proponemos, como, por ejemplo, granola, galletas caseras o yogures.

SNACKS PARA LLEVAR

SAL PREPARADO DE CASA Y EVITA LOS ULTRAPROCESADOS

Para no tomar ultraprocesados de máquinas, bares u otros sitios, lo más aconsejable es salir con algo preparado de casa. La bollería, los pastelitos, los snacks salados y fritos, las galletas y los bocadillos acostumbran a llevar azúcar añadido, grasas de mala calidad, harinas refinadas y otros ingredientes innecesarios que en conjunto son de baja densidad nutricional. El problema final es que reemplazamos una pieza de fruta u otro alimento real por un ultraprocesado, y en consecuencia no ingeri-

mos las cantidades recomendadas de nutrientes como, por ejemplo, vitaminas antioxidantes como la C, que encontraríamos en un kiwi y no en tres galletas.

POTENCIAR

- **Fruta de temporada**
- **Frutos secos**
- **Yogur al natural**
- **Bocadillos**
- **LemonsBOWLS para llevar: las combinaciones de porridges, púdines y bowls que aparecen en el capítulo de desayunos son un buen aliado para llevar contigo y tomar entre horas.**

Y si un día se te olvida llevar algo para media mañana, ve a la frutería o al supermercado más próximo y compra fruta, yogur y frutos secos ¡y ya tienes tu combinación nutritiva!

Es recomendable tener siempre a mano un recipiente de vidrio pequeño o mediano para transportar en él las combinaciones que prepares. Guárdalas en la nevera o en un lugar fresco. Si te apetece, acompaña tus combinaciones con granola casera, o bien con 1 o 2 *energy balls*

RECETAS

BOCADILLO VEGETAL PARA LLEVAR A TODAS PARTES

- **2 tostadas de pan integral o casero**
- **1 tomate fresco**
- **½ aguacate**
- **1 cucharada de tahín**
- **1 limón**
- **AOVE**
- **Orégano, sésamo, sal**

Untar el pan con el tahín.

Cortar el tomate en rodajas y el aguacate en tiras finas. Echar unas gotas de limón para que el aguacate no se oxide.

TOSTADAS SALADAS

- **1 tostada de pan integral o casero**
- **Salsa de hortalizas**
- **1-2 trozos de queso de cabra o 2-3 lonchas de jamón o 2-3 filetes de caballa**
- **Nueces**
- **AOVE**
- **Orégano**

Untar la tostada con la salsa de hortalizas (ver «Desayunos para rendir al máximo»).

Poner encima la proteína, por ejemplo queso de cabra, y unas cuantas nueces.

Aliñar con aceite de oliva virgen, orégano, sal y semillas de sésamo.

BOCADILLO DE CABALLA PARA LLEVAR A TODAS PARTES

- 2 rodajas de pan integral o casero
- 2-3 filetes de caballa
- 1 zanahoria
- Orégano
- Sal
- Semillas de sésamo

Poner en un bol 2-3 filetes de caballa, un poco de zanahoria rallada, orégano, sal y sésamo. Mezclar con un tenedor y preparar el bocadillo con esta mezcla. También se puede poner el paté de caballa que aparece en el capítulo de desayunos.

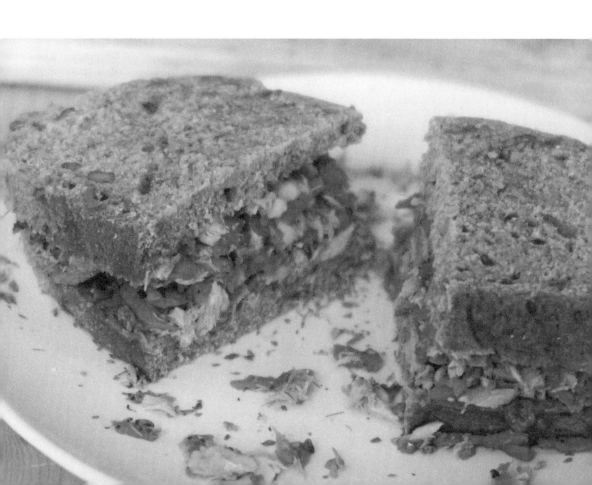

ENERGY BALLS DE FRUTOS SECOS O COPOS DE AVENA

- 6 dátiles
- Un puñado de anacardos
- Un puñado de almendras
- Un puñado de nueces
- Un puñado de chips de coco (opcional)
- 2 cucharadas de semillas de sésamo
- Ralladura de coco o copos de avena (opcional)

Dejar en remojo durante toda la noche los anacardos y las almendras.

Al día siguiente, escurrir. Batir los dátiles y añadir las almendras, los anacardos, las nueces, los chips de coco y volver a batir; quedará una masa pegajosa.

Añadir las semillas de sésamo para compactar la mezcla. Si queda poco espesa, echar la ralladura de coco o unos copos de avena y formar minibolitas; salen 6-7. Se recomiendan 2-3 por merienda.

Los frutos secos son ricos en antinutrientes, sustancias que impiden que absorbamos la totalidad de los nutrientes como el calcio, el hierro y otros minerales. Para neutralizar estas sustancias, los dejaremos en remojo durante un mínimo de 4 horas.

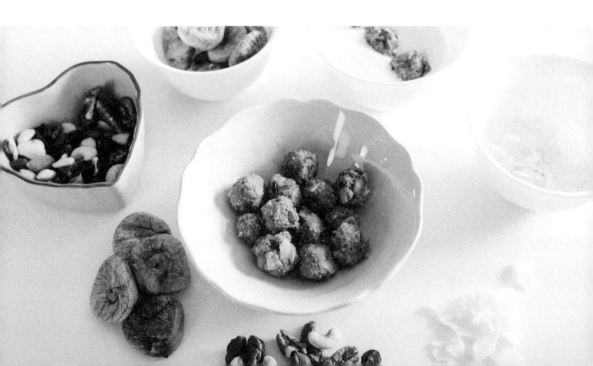

YOGUR PARA LLEVAR

* **1 yogur natural**
* **1 pera**
* **Un puñado de frutos secos**

Poner en un recipiente de vidrio un yogur natural, una pieza de fruta de temporada cortada en dados (por ejemplo, una pera) y/o un puñado de frutos secos al gusto.

YOGUR VEGANO PARA LLEVAR

* **2 cucharadas de semillas de chía**
* **Bebida de arroz**
* **Un puñado de fresas**

Preparar el pudin de chía como en la receta de la página siguiente.

Añadir las fresas o la fruta que más te apetezca (plátano, melocotón…) y batir.

Acompañar con granola casera o frutos secos.

BATIDO DE YOGUR

* **1 yogur natural de cabra**
* **Un puñado de fresas**
* **Un puñado de anacardos**

Batir el yogur con las fresas y los anacardos, u otros frutos secos al gusto.

Acompañar con más fresas cortadas y frutos secos al gusto.

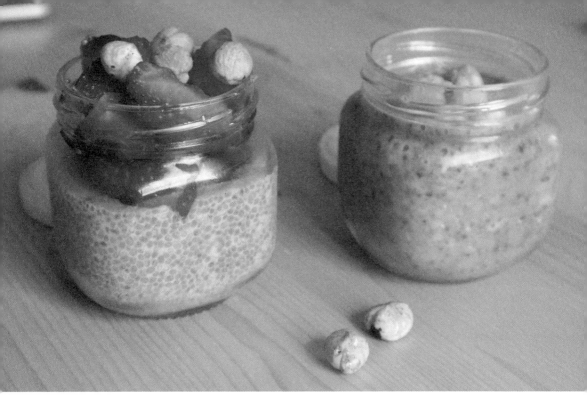

PUDIN DE CHÍA PARA LLEVAR

- **2 cucharadas de semillas de chía**
- **Bebida de arroz**
- **Un puñado de fresas**

Poner las semillas de chía en un recipiente y añadir la bebida de arroz o la bebida vegetal que más te guste.

Echar encima las fresas cortadas u otra fruta de temporada. Se pueden hacer 4-5 púdines e ir probando cada día uno diferente.

MINICHIAPORRIDGE

- **2 cucharadas de copos de avena**
- **2 cucharadas de chía**
- **Bebida de arroz**
- **Una pieza de fruta de temporada**

En un recipiente echar la avena y la chía. Añadir la bebida de arroz al gusto y mezclar.

Acompañar con fruta de temporada. En primavera queda muy bien con fresas, en verano con melocotón, en otoño con uvas, y en invierno con pera.

Los bowls son ideales para cuando estás en casa tranquilo y te apetece algo dulce, cremoso y a la vez crujiente. Elige cualquiera de las combinaciones que te hemos propuesto en «Desayunos para rendir al máximo» y prepara la misma cantidad o un poco menos según el hambre que tengas.

PORRIDGE FRÍO EXPRÉS

- **2-3 cucharadas de copos de avena**
- **Bebida vegetal al gusto**
- **1 pieza de fruta de temporada**

Poner en un recipiente la avena y la fruta cortada en dados (por ejemplo, pera). Añadir bebida vegetal al gusto y cerrar el recipiente.

> **Se puede acompañar con granola casera o frutos secos.**

TOSTADA CON CREMA DE CHOCOLATE

- **1 tostada de pan integral o casero**
- **Un puñado de avellanas tostadas**
- **1 cucharada de cacao puro**
- **½ aguacate**
- **1 cucharada de miel o 1 plátano**

Poner las avellanas en un vaso y triturar. Añadir el cacao, el aguacate y la miel o el plátano para endulzar. Batir hasta obtener una textura cremosa y echar más endulzante si se desea.

Untar en el pan con la mezcla.

> **Como alternativa al pan, untar la crema de chocolate en rodajas de manzana.**

BATIDOS PARA REFRESCAR LA TARDE

BATIDO VERDE

* **Un puñado de espinacas**
* **½ pepino**
* **3 rodajas de piña**
* **1 manzana o 1 kiwi**

BATIDO ANTIOXIDANTE

* **Un puñado de frutos del bosque (arándanos, moras, frambuesas)**
* **1 pera**
* **1 cucharada de semillas de chía**
* **1 vaso de bebida de avena**

BATIDO PARA LA PIEL

* **1 melocotón**
* **1 zanahoria**
* **1 naranja entera o en zumo**

BATIDO ENERGÉTICO

* **1 plátano**
* **2 rodajas de piña**
* **½ aguacate**
* **1 vaso de bebida de avena o arroz**

Poner todos los ingredientes en el vaso del robot de cocina o la batidora. Batir a alta potencia y servir en un vaso o en un bol.

Acompañar con un poco de la misma fruta que se ha utilizado cortada en trozos o con algún alimento crujiente para masticar y empezar el proceso de digestión correctamente.

Tomar un batido es una manera genial de aportar hidratación a nuestro organismo. A media tarde, es probable que nuestro organismo pida ¡AGUA!, y qué mejor que darle un batido de frutas para hidratarlo y refrescarlo.

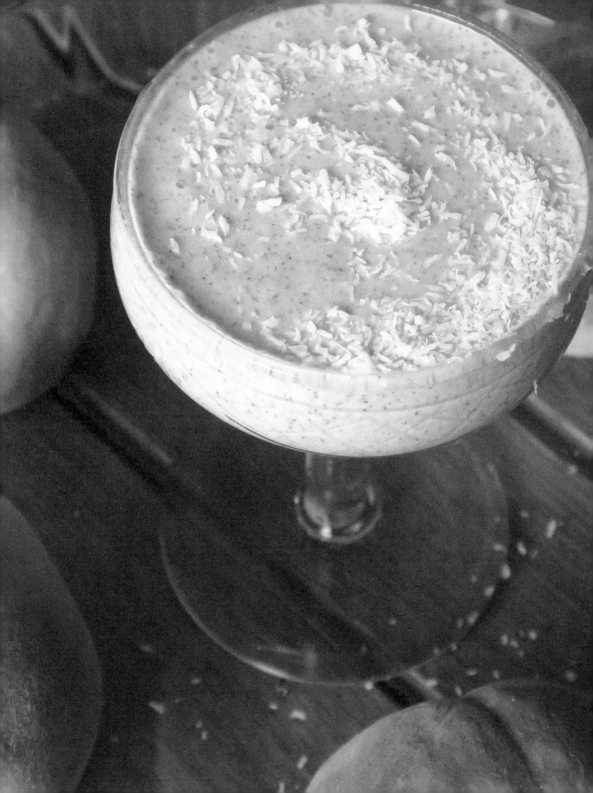

GALLETAS CRUJIENTES DE COPOS DE AVENA

- **1 taza de copos de avena**
- **2 cucharadas de semillas de chía**
- **1 cucharada de miel o sirope u otro endulzante**

- **1 onza de chocolate (+ 85 % de cacao) por galleta**

Poner los copos de avena en un bol junto con las semillas de chía. Mezclar bien. Echar un poco de agua caliente, la suficiente para que quede espeso. Añadir la miel y mezclar bien.

Formar bolitas con las manos y disponerlas un poco separadas en una bandeja de horno cubierta con papel vegetal. Aplastar con las manos o con un rodillo (para que no se enganche, cubrir las bolitas con otra hoja de papel vegetal). Hornear a 180 ºC hasta que se doren (unos 10 minutos), vigilando que no se quemen.

Cuando todavía estén calientes poner 1 onza de chocolate encima de una galleta y cubrir con otra para que el chocolate se deshaga y quede un sándwich. Continuar con el resto de las galletas.

Para el relleno también se puede preparar una mousse de chocolate exprés batiendo ½ aguacate, un puñado de avellanas, 1 cucharada de cacao y miel al gusto.

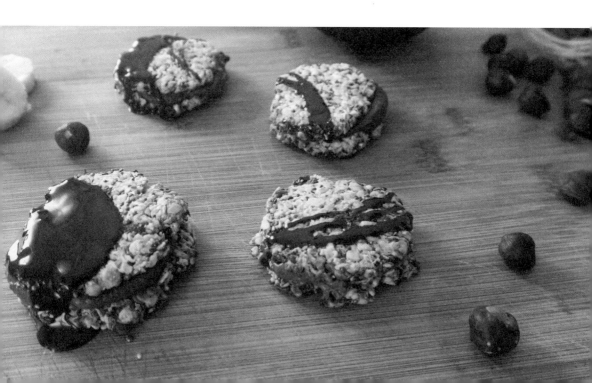

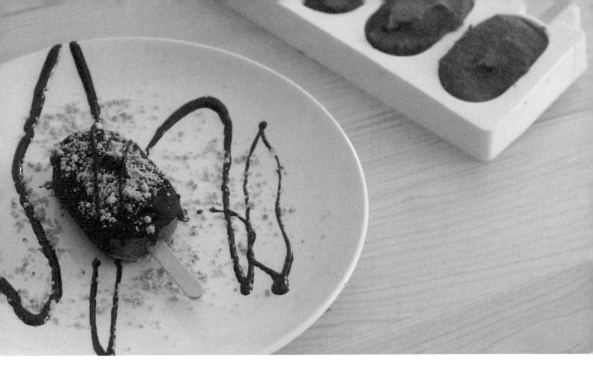

HELADO DE CHOCOLATE CON COBERTURA CRUJIENTE

PARA EL HELADO

- 1 plátano
- 1 cucharada de cacao
- 2 aguacates
- 2 cucharadas de miel
- 3 puñados de avellanas

PARA EL CRUJIENTE DE CHOCOLATE

- 50-100 g de chocolate negro (mínimo 85% de cacao)
- 1 cucharada de aceite de coco
- 1 cucharada de miel o endulzante al gusto

PREPARACIÓN DEL HELADO

Batir el plátano, el cacao, los aguacates, la miel y las avellanas (quedará una mezcla espesa). Llenar con cuidado los moldes de helado. Congelar 2-4 horas.

PREPARACIÓN DEL CRUJIENTE DE CHOCOLATE

Cuando el helado esté congelado, deshacer el chocolate al baño maría junto con el aceite de coco y la miel. Sacar los helados de los moldes y bañarlos en el chocolate. Dejar que la cobertura se solidifique y… ¡a morder!

HELADO DE PLÁTANO

- **2 plátanos**
- **1 cucharada de bebida vegetal**

- **1 cucharada de miel**
- **Canela**

Pelar y trocear los plátanos y congelar durante 2 horas como mínimo.

Poner en el vaso de la batidora los plátanos congelados, la bebida vegetal, la miel y canela al gusto.

Servir en un bol ¡y a disfrutar de esta textura cremosa y deliciosa!

HELADO CREMOSO DE FRESAS

- **2 plátanos**
- **Bebida vegetal**
- **1 cucharada de miel**

- **Canela**
- **Un puñado de fresas**

Repetir el proceso de la receta anterior, echar un puñado de fresas ¡y listo! Si queda muy espeso, añadir bebida de arroz. También puede ser de avena que, al ser más dulce, evitará añadir más edulcorantes.

Se pueden hacer de todos los colores y sabores: de sandía, melocotón, mango, piña, etc. La clave es cortar 1-2 frutas y congelarlas, retirarlas y batirlas en un fuerte procesador de alimentos.

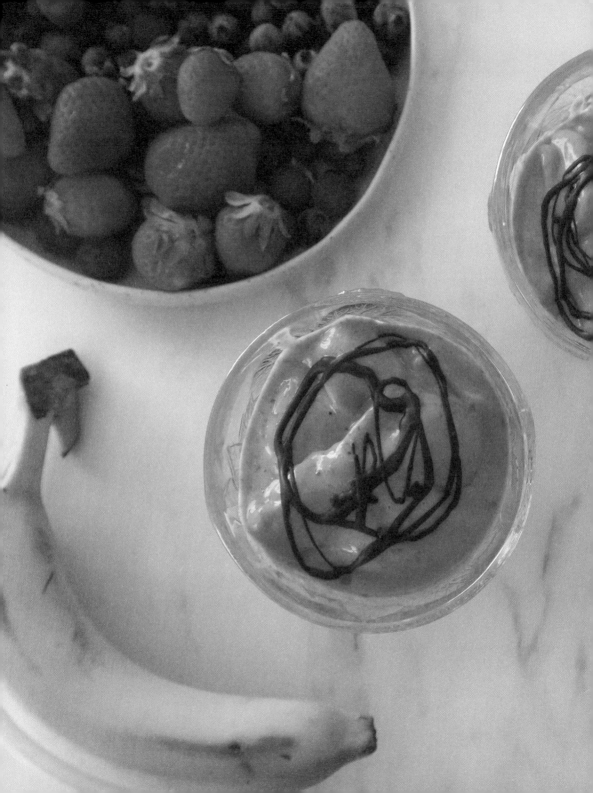

TARTALETAS DE CEREZAS

PARA EL RELLENO

- **35-40 cerezas**
- **1 cucharada de miel**
- **10 tiras de agar-agar**
- **Chocolate negro (+85 % de cacao)**

PARA LA BASE

- **15 dátiles o higos secos**
- **1 vaso de copos de avena**
- **1 cucharada de aceite de coco**
- **AOVE**

PARA EL RELLENO

Lavar las cerezas, quitarles el hueso y ponerlas al fuego con 1 tacita de agua. Cuando hierva, bajar el fuego y dejarlas cocer durante 15 minutos.

Añadir la miel, un poco más de agua si es necesario, y el agar-agar. Ir removiendo.

Triturar la mezcla y añadirla en la base de las tartaletas. Se podría incorporar trocitos de cerezas para darles más sabor.

Una vez listas, reservarlas en la nevera durante como mínimo 2 horas.

Servirlas frías y con chocolate negro (+85 % de cacao) derretido por encima.

PARA LA BASE

Dejar los dátiles o los higos en remojo con agua caliente.

Triturar los copos de avena (sin líquido, en un procesador de alimentos o túrmix) para que queden harina. Retirar la mitad en un bol y la otra mitad batirla junto con los dátiles escurridos y el aceite de coco. Incorporar los copos de avena restantes y más o menos dátiles, higos o agua para obtener una masa «pegajosa».

Hacer una bola e incorporarla entre 2 papeles de horno previamente untados con AOVE.

Aplastar con la mano y con un rodillo. Hacer círculos medianos con un molde y darles forma de tartaletas con la mano.

Repetir el procedimiento hasta obtener unas 6-8 tartaletas.

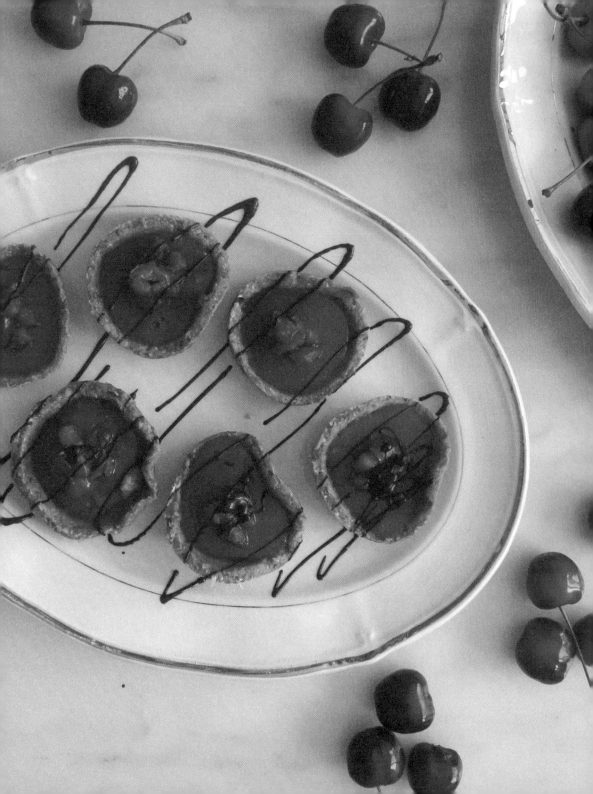

PASTEL DE MANZANA

- 1 yogur natural o griego
- 100 g de panela o azúcar integral de caña
- Harina integral de espelta
- 4 huevos
- 1 sobre de levadura química
- 5 manzanas dulces
- Canela
- AOVE

Precalentar el horno a 180 ºC.

Separar las yemas de las claras en dos recipientes. Reservar el que contenga las claras.

Batir las yemas junto con el yogur tan enérgicamente como sea posible.

Reutilizar el recipiente del yogur para medir. Añadir a la mezcla 1 medida de panela, 1 medida de aceite de oliva virgen extra y 4 medidas de harina. Añadir la levadura. Remover cada vez que se incluya una medida.

Montar las claras a punto de nieve y añadirlas despacio en la mezcla con movimientos envolventes.

Pelar y cortar en daditos 2 manzanas y media e incluir en la mezcla.

Preparar el recipiente untándolo con aceite. Echar la mezcla.

Pelar el resto de las manzanas y cortarlas con forma de medias lunas para decorar el pastel.

Hornear durante aproximadamente 20 minutos (introducir un cuchillo en el pastel, si al sacarlo sale limpio es que ya está cocido). ¡A disfrutar!

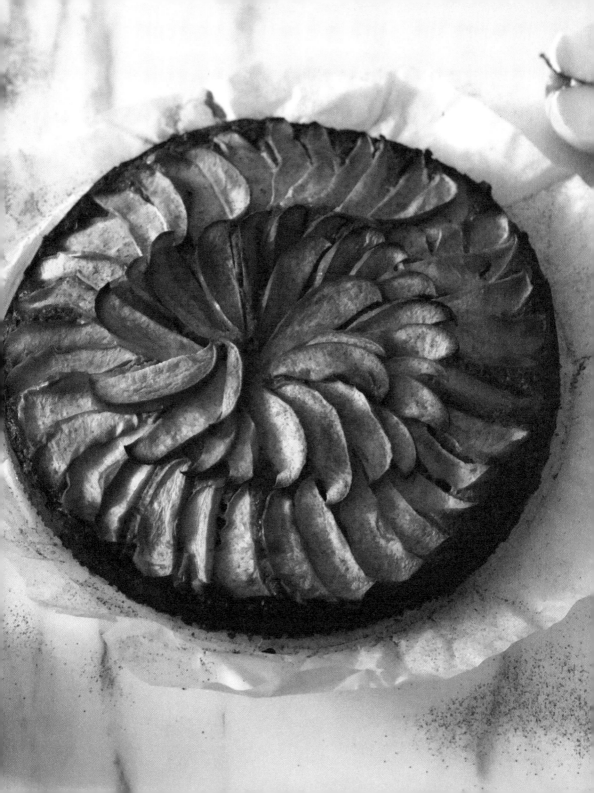

6

DIME QUÉ HACES Y TE DIRÉ QUÉ COMES

Comer no implica únicamente nutrir el organismo, también forma parte de una tradición social y es un modo de conectar contigo mismo.

Como acto social, supone reunir a familia, amigos, parejas, etc., y disfrutar del momento dejando en un segundo plano la comida. Pero no todo el mundo tiene los mismos gustos y puede que no siempre acertemos con el menú. Y es una manera genial de conocerte

mejor y experimentar con los sabores con el objetivo de disfrutar de cada bocado ¡y acabar comiéndote el mundo!

A continuación, te proponemos una serie de combinaciones de alimentos y consejos infalibles para diferentes situaciones en las que solemos encontrarnos la gente joven. Lo más importante es disfrutar en todo momento de la comida, ya sea solo o con la familia y los amigos.

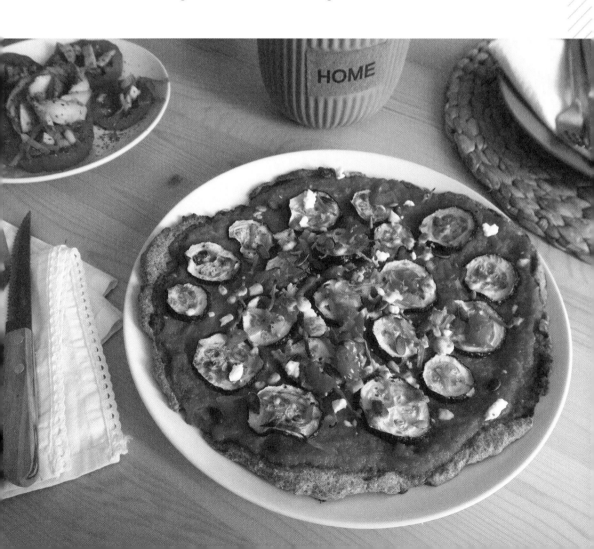

COMBINACIONES PARA
ESTUDIANTES ESTRESADOS

Si estás todo el día estudiando, sentado, sin apenas moverte y el aburrimiento se apodera de ti, y cada medio segundo piensas en la comida… algo va mal. La clave para que esto no ocurra es nutrirse bien, sentirse saciado y mantenerse hidratado todo el día.

QUÉ COMER PARA COMERTE EL MUNDO ESTUDIANDO

Empieza la mañana con cualquiera de los desayunos completos a base de pan, bowls u otras alternativas. Pon especial atención en el almuerzo: descarta los platos insípidos, como la pasta sola, potencia alimentos ricos en proteína y grasas y acompáñalos siempre de hortalizas, que te ayudarán a sentirte saciado y evitarán que llegues a la hora de merendar con un hambre terrible.

Si a media tarde tienes apetito, prepárate unas buenas tostadas, unos pancakes o una combinación de fruta, frutos secos y la infusión que prefieras. Necesitas hidratación y alimentos saciantes, ricos en proteínas y grasas. Los mejores son los frutos secos, porque, al ser ricos en vitaminas del grupo B, ayudan a potenciar el rendimiento del sistema nervioso central y, por lo tanto, del cerebro. En cuanto a la fruta, las ricas en vitamina C y otros antioxidantes, como los kiwis, las mandarinas, las granadas o las naranjas, ayudan a prevenir los daños producidos por el estrés, que oxida nuestras células y destruye el sistema inmunológico o, lo que es lo mismo, ¡tus defensas! En consecuencia, tendrás menos posibilidades de sufrir estrés en época de exámenes. Pero no se trata de cambiar de vida radicalmente, sino de adaptar tus platos para que sean saludables y nutritivos. Por ejemplo, podrás seguir tomando pasta, pero siempre acompañada de color, como la *rainbow espaguetis salad*.

No te aseguramos que aprobarás gracias a las nueces, a las naranjas o a la combinación de pasta propuesta, pero sí que te ayudarán mucho a concentrarte, ya que no producen picos de glucosa en sangre, al contrario que las galletas, la bollería industrial, los pasteles, los precocinados de pasta, etc., que te hacen levantarte de la silla cada dos por tres para ir a abrir la nevera en busca de más productos ricos en azúcar, una auténtica droga para el cerebro.

Recomendamos: *rainbow espaguetis salad* (p. 82).

COMBINACIONES PARA LLEVAR A LA **OFICINA**

Si estás todo el día en la oficina, en la mesa de tu casa, frente a un ordenador, en el campo, en la ciudad, ¡donde sea!, trabajando y no parando de trabajar, con un estrés continuo, unas ganas infinitas de llegar a casa y de que llegue el fin de semana, tu mejor aliado es la cena.

Te proponemos hacerte un homenaje durante la cena mínimo un día a la semana con, por ejemplo, las tortitas mexicanas con ceviche y guacamole. Es cuando más relajado estás, te lo mereces. Es buen momento para ser previsor, cocinar los tuppers de la semana, preparar los ingredientes del desayuno y tener claro lo que te llevarás para picar entre horas.

Lo más importante es llenar de color cada plato en forma de hortalizas. Son imprescindibles para darle a nuestro organismo vitaminas antioxidantes, ya que ayudan a prevenir los daños producidos por el estrés, que oxida nuestras células y destruye el sistema inmunológico. Estas son la vitamina C, E y A, que se encuentran sobre todo en el pimiento rojo, brócoli, tomate, zanahoria, calabaza, aguacate, entre otras. Y por eso es tan recomendable la receta que os proponemos: un buen ceviche de gambas y guacamole.

Recomendamos: *creps con ceviche de gambas y guacamole* (p. 98).

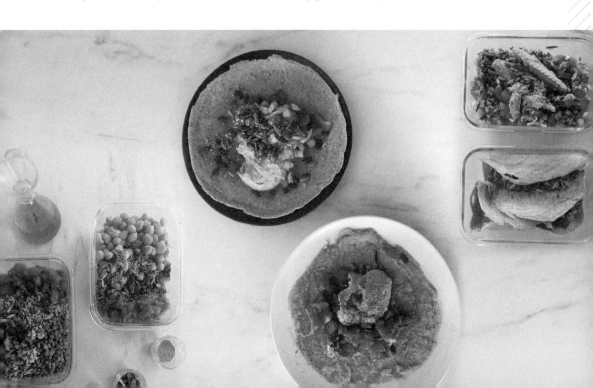

COMBINACIONES PARA SOBREVIVIR **SOLO**

A veces resulta un poco aburrido cocinar varias recetas para toda la semana y comer siempre lo mismo. La clave está en variar las maneras de cocinar y de acompañar los platos. Es decir, si un día se hace un salteado para acompañarlo con arroz y caballa en conserva, otro día se puede batir parte de este salteado para convertirlo en la salsa de un buen plato de pasta integral.

Los ingredientes base que siempre debemos tener en casa son: hortalizas como cebolla y calabaza, semanalmente comprar 5-8 hortalizas de temporada diferentes, huevos código 0 y lácteos como el queso de cabra.

Tener siempre en la despensa botes de legumbres, pescado en conserva, arroz integral u otros cereales como la quinoa. En el congelador, pan integral, carne y pescado al gusto.

La clave es apañárselas echando mano a recetas exprés como los salteados, el pico de gallo, el guacamole, el humus… Y si uno no quiere complicaciones, la quiche llena de color y sabor es la mejor opción. Se puede hacer con cualquier hortaliza que quede en casa y ya tendremos como mínimo 3 tuppers para toda la semana.

Recomendamos: *quiche llena de color y sabor* (p. 81).

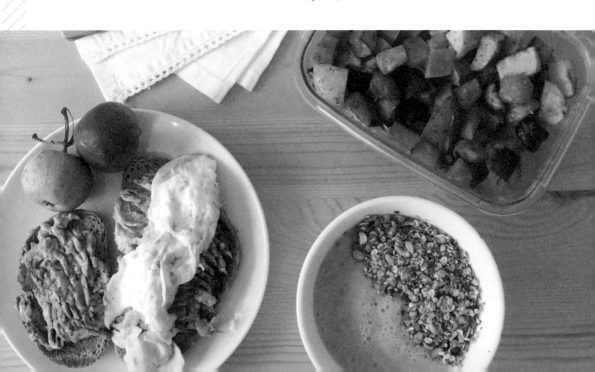

COMBINACIONES PARA PASAR UN **ERASMUS** DELICIOSO

Sin duda, una de las grandes experiencias de los jóvenes de hoy es la oportunidad de irnos de Erasmus.

Siempre quedará un trocito de ti en esa ciudad, y tú siempre llevarás contigo las experiencias, personas y momentos vividos. Conocerás otra parte de ti, evolucionarás en el mismo momento en que descubras nuevas culturas, nuevas formas de entender el mundo. Vivirás otras costumbres, otras tradiciones. Y todo eso te llenará tanto que ya no volverás a ser la misma persona que se subió a ese avión en busca de aventuras.

Pero las aventuras no se viven si uno está débil, así que toma nota antes de emprender esta locura: es una gran oportunidad para pensar en ti y cuidarte.

• En todos los países europeos tienen legumbres, así que no las olvides y disfruta de las combinaciones más fáciles y rápidas que te ofrecen en forma de ensaladas, humus y acompañadas de salteados.

• Un gran aliado para las cenas en grupo es el paté de caballa, visto en «Desayunos para rendir al máximo». También es el mejor dip para tener en la nevera y picar cuando no sabes qué te apetece (p. 46).

• Cuando te sientas inspirado y quieras cocinar para varios días o varias personas, puedes hacer un buen risotto, como el lila, y tener tuppers extras (p. 79).

• Y la receta estrella para no caer tanto en el *fast food*, pero disfrutar igual de sabores intensos, anímate a hacer las pizzas de berenjena con huevos estrellados (p. 95).

Todas son recetas salvavidas ¡imprescindibles de memorizar!

COMBINACIONES PARA NO CAER EN EL *FAST BAD FOOD*

Déjate caer en la comida rápida con alta densidad nutricional: el *fast good food*. Hacer una pizza casera o una hamburguesa al estilo lemons no es tan difícil y tampoco se necesita tanto tiempo. Es mucho más nutritivo que cualquier pizza industrial o hamburguesa de cadenas de comida rápida. Y tu organismo lo nota y lo agradece.

Por ejemplo, cuando te toca cocinar para tus hermanos, se te antoja algo crujiente, algo grasiento, o en situaciones donde no te quieres complicar: una pizza casera y las hamburguesas a todo color serán tu mejor aliado.

La clave es hacer la mejor versión con los ingredientes de siempre. Escoger harina integral en lugar de blanca y refinada para hacer la masa. Para las burguers: carne de animales que hayan pastado libremente, por el bien del planeta, de los animales y, en cuanto a la nutrición, porque también es mejor que la del ganado de cría intensiva, o probar a hacer las burguers vegetales. Patatas al horno en lugar de fritas y aprovechar y cortar calabacín, berenjena, calabaza... ¡cuánto más color mejor!

Imprescindible enmascarar las hortalizas en estas recetas estrella que serán infalibles tanto para compartir con los amigos, como con la familia o incluso con eso hermanos que detestan que estés cocinando todo el día comida real.

Recomendamos: *pizza y burguers para todos* (p. 84).

COMBINACIONES PARA COMPARTIR CON LOS PADRES O EN **COMIDAS FAMILIARES**

Las comidas familiares son intocables, irreemplazables. Suelen ser ricas en proteína animal, como carne y pescado, en forma de estofados o guisos. También abundan platos con arroz, patatas, legumbres, y más combinaciones cuyo conjunto es bastante abundante y copioso.

Si uno no quiere, no debe privarse de estas delicias preparadas con el mayor cariño del mundo, pero si no se quiere salir rodando, más vale acompañarlas con platos llenos de color. Más allá de una ensalada de lechuga, se pueden hacer los siguientes entrantes lemoneros que, además, servirán para preparar el estómago para lo que vendrá y que nos sintamos más saciados. Los platos principales te sentarán

mejor. ¿Y si no puedes más y sobra? ¡Ya tienes tupper para mañana!

Las recetas que te proponemos son imprescindibles, acostumbran a gustar a todo el mundo y las puedes aplicar tanto para comidas familiares como en tu día a día sorprendiendo a los más cercanos. Te lo acabarán agradeciendo, y su organismo más.

Y lo mejor de todo siempre es disfrutar de la compañía y que la comida sea solo una excusa para reuniros.

Recomendamos: *gazpacho, ensalada de aguacate con vinagreta y piruletas de tomate* (p. 96).

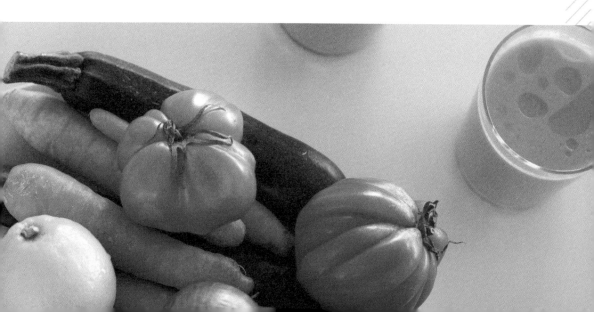

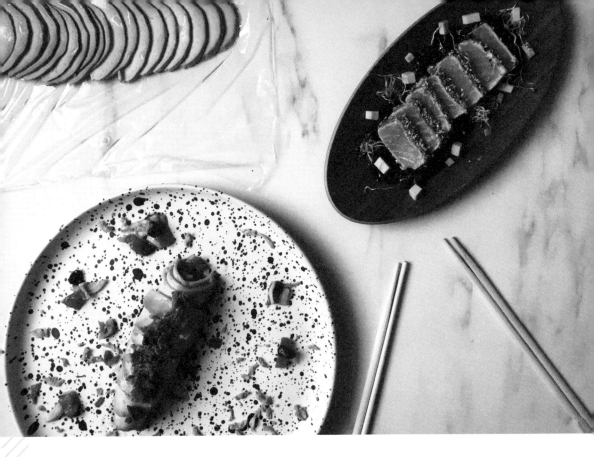

COMBINACIONES PARA SORPRENDER A LA **PAREJA**

Uno de los trucos más top para sorprender a ese alguien especial es currárselo: con recetas con alimentos afrodisíacos, mucho color, algo de picante, un buen vino…

Los alimentos más afrodisíacos son las guindillas, las gambas, los frutos rojos, el ajo, la albahaca, la canela y el jengibre. Una buena combinación podría ser una cena compuesta por creps Mariscas, espaguetis de calabacín al pesto y un buen pastel de manzana, pero sorprenderás todavía más con este aguacate roll, un buen tataki de salmón con caramelo de soja y de postre unas buenas tartaletas de cerezas.

Recomendamos: *aguacate roll con tataki de salmón con caramelo de soja* (p. 100).

COMBINACIONES PARA UNA CENA «YO PONGO» CON LOS **AMIGOS**

Todas y cada una de las recetas son adaptables a comidas en grupo, pero sin duda hay algunas más rápidas y fáciles que otras. Por ejemplo, una buena ensalada de pasta o de arroz nunca falla, la tortilla española, las patatas bravas… La lista es interminable, y gracias a este libro tienes todas las ideas al alcance: elige la que más se adapte al tiempo del que dispongas y a los gustos de los amigos a los que vas a sorprender (por ejemplo, si tienes amigos celíacos no les hagas una pizza de espelta).

A menudo este tipo de cenas son una gran solución para que los de tu entorno comprendan el cambio que se está produciendo en tu forma de comer.

Cuando empiezas a interesarte por la alimentación saludable y a experimentar con nuevos sabores combinando diferentes vegetales, uno de los mayores inconvenientes con los que puedes toparte es el hecho de dejar de compartir la comida con tus hermanos o amigos. Es muy posible que no quieran ni oír hablar de vegetales, y mucho menos si los cocina alguien que cuatro días atrás apenas entraba en la cocina. Ante esta situación, lo mejor es enmascarar las hortalizas con alimentos que a primera vista les resulten habituales e invertir tiempo en aprender a preparar buenas salsas, caldos y cremas de verduras, pues son la base de la buena cocina.

Al principio, comer en casa de amigos es lo más complicado. Cuando te acostumbras a un tipo de alimentación y ves que en la mesa no hay nada que se adapte a tus gustos, es fácil que te sientas desmotivado e incómodo. Por eso resulta de lo más práctico cocinar para cada comida una receta pensada para ti y para compartir, un plato que te asegure que podrás disfrutar de la comida y de la compañía, que es lo más importante.

Recomendamos: *huevos rellenos con salteado de cebolla y setas* (p. 99).

QUIEN LLENA DE COLOR CADA PLATO VIVE MEJOR Y... ¡ES MÁS FELIZ!

UNAS PALABRAS DE MIREIA

Mi relación con la comida siempre ha sido muy sencilla, sin complicaciones. De niña era feliz con un plato de judías verdes con patatas, garbanzos o pescado al horno. Pero cuando llegué a la adolescencia, los productos ultraprocesados cayeron en mis manos y la comida pasó a ser una complicación. Como suele pasar, fue una etapa, y en cuanto empecé a experimentar con los alimentos reales y las mil y una combinaciones que se puede hacer con ellos —no con los productos—, reconecté conmigo misma y volví a tener una buena relación con la comida.

Disfruto alimentándome, nutriéndome y compartiendo recetas. No me resulta difícil seguir un estilo de vida saludable, al contrario, disfruto de cada bocado. Siempre intento buscar la mejor versión de cada alimento, pero si un día las circunstancias me lo impiden, ¡no pasa nada! Lo que cuenta son los buenos hábitos que te llevan a conectar contigo mismo, no las excepciones.

Espero que este libro te haya incitado a hacer tuya la comida real, a experimentar una y otra vez y a disfrutar del camino. Es bonito y estimulante ver que con los alimentos de toda la vida se pueden crear auténticas obras de arte que además están deliciosas. El artífice de todas y cada una de esas creaciones eres tú. ¡Cree en ti y cómete el mundo!

UNAS PALABRAS DE JUDIT

Debo decir que mi relación con las verduras no siempre ha sido buena. De hecho, hasta los diecinueve años solo era capaz de comer alguna crema, contados vegetales y gazpacho en verano. Las hortalizas debían quedar enmascaradas en guisos o sopas.

El punto de inflexión llegó en cuanto me aventuré en la que se convertiría en mi nueva pasión: la cocina.

Al principio tardaba horas en hacer un plato de legumbres, arroz o carne, siempre condimentados con salsas de verduras (a veces buenas, a veces incomibles). Y poco a poco fui experimentando con las especias e introduciendo hortalizas sin triturar que combinaban bien con las salsas; las hacía menos de lo que estaba acostumbrada y a veces incluso las añadía crudas para que aportaran una textura crujiente. Así descubrí que la base del sabor está en las hortalizas. Hay que entrenar el paladar, pero también hay que aprender a combinar adecuadamente lo ácido, lo dulce, lo salado y lo amargo.

Espero que este libro te ayude a conocerte un poco más mientras descubres los placeres de la comida saludable en el paladar, en la digestión y también en tu forma de vivir. Huye de los tópicos y demuéstrale al mundo que ser *healthy* no es una moda y que la filosofía lemonera es un estilo de vida ¡muy pero que muy delicioso!

AGRADECIMIENTOS

Gracias a mi madre, que siempre me ha apoyado, me ha ayudado a creer en mí y me ha enseñado a no rendirme nunca.

Gracias a mi padre, que por fin me ha entendido y ha sido un ejemplo para mí.

Gracias a mi familia, a mis amigos y a las personas a las que he ido conociendo en este camino. De todos he aprendido y todos forman parte de este libro.

Gracias, mamá y papá, por la comprensión, el apoyo y la ayuda que me disteis desde el primer momento, por los consejos y por formar parte de mi evolución.

A mi familia, amigos y compañeros de oficina, gracias por la aportación de ideas y por vuestra facilidad para convertiros en críticos gastronómicos ocasionales. Cada receta se relaciona con una anécdota de la que formáis parte.

MIREIA

JUDIT

ÍNDICE DE RECETAS

SNACKS PARA CUALQUIER HORA